DES

AMYOTROPHIES

SPINALES SECONDAIRES

Contribution à l'étude de la diffusion des lésions irritatives du système nerveux.

Montpellier. — Typogr. BOEHM et FILS.

DES

AMYOTROPHIES

SPINALES SECONDAIRES

Contribution à l'étude de la diffusion des lésions irritatives du système nerveux.

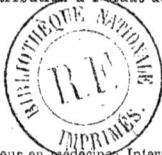

PAR

M. CARRIEU

Docteur en médecine; Interne des Hôpitaux; Lauréat de la Faculté (1872); Élève de l'École
pratique d'Anatomie et de Chimie; Membre de la Société médicale d'Émulation.

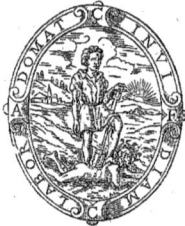

MONTPELLIER

C. COULET, LIBRAIRE-ÉDITEUR

LIBRAIRE DE LA FACULTÉ DE MÉDECINE, DE L'ACADÉMIE DES SCIENCES ET LETTRES
ET DE LA SOCIÉTÉ DES BIBLIOPHILES LANGUEDOCIENS

GRAND'RUE, 5

PARIS

ADRIEN DELAHAYE, LIBRAIRE-ÉDITEUR

PLACE DE L'ÉCOLE-DE-MÉDECINE

1875

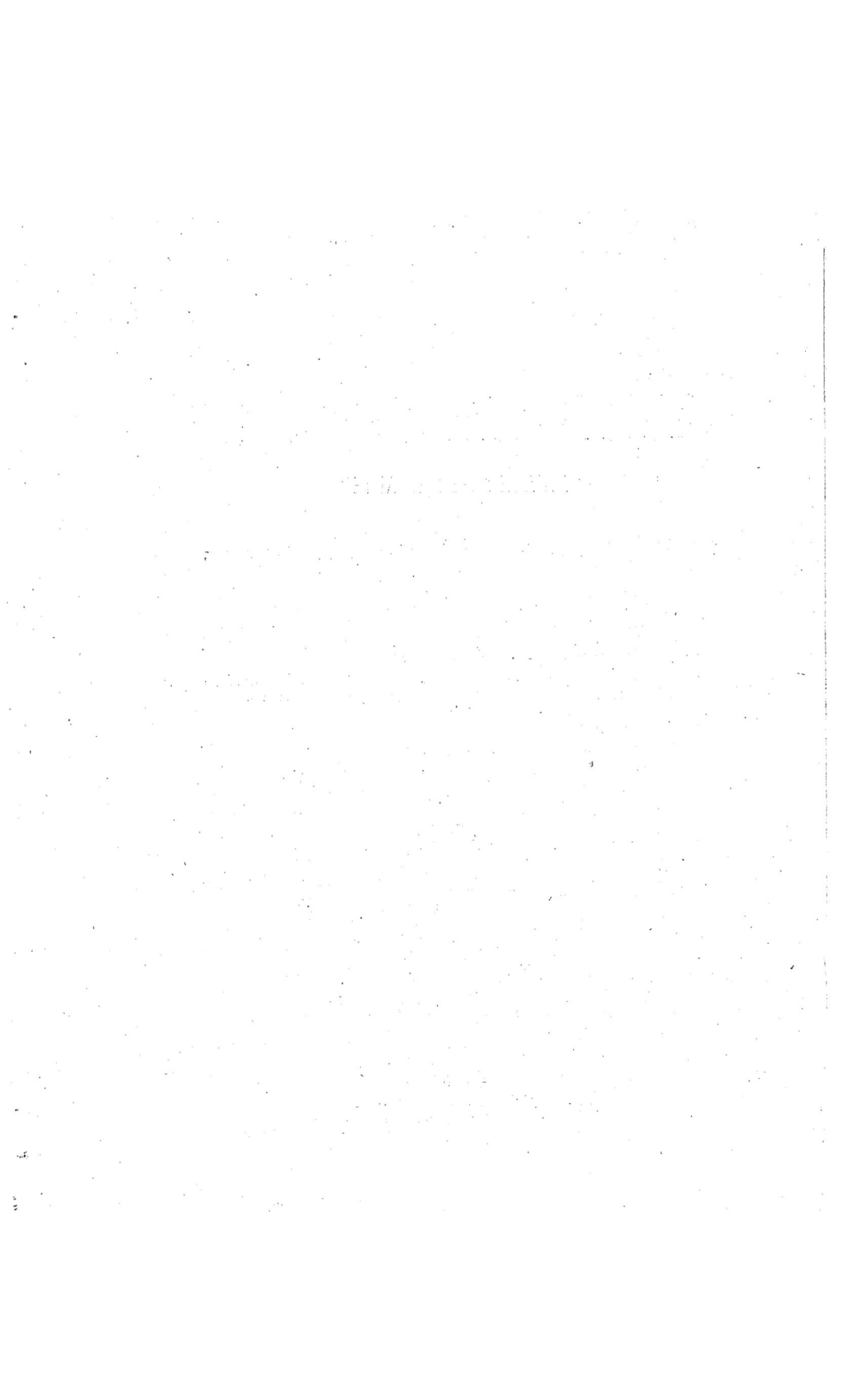

INTRODUCTION

L'étude des maladies du système nerveux est entrée depuis quelques années dans une voie nouvelle, et, grâce à la méthode suivie, ainsi qu'aux moyens d'investigation que la clinique possède aujourd'hui, on y a accompli, on peut bien le dire, des progrès immenses.

Il y a à peine cinquante ans que les médecins les plus expérimentés ne parvenaient guère au-delà de la simple constatation d'une affection médullaire ou cérébrale. Les fonctions et la structure de ces parties leur étaient trop peu connues pour qu'ils pussent faire des distinctions précises ayant une base solide, et l'on peut appliquer aux maladies du névraxe ce que l'on a dit de la fièvre typhoïde avant les travaux de Louis: « c'était l'opprobre des médecins». Il existait là une lacune qui devait être comblée, en partie du moins, par la génération médicale contemporaine.

Presque jusqu'au commencement de ce siècle, les médecins fidèles aux idées de Galien considéraient la moelle comme le prolongement du cerveau. A part la distinction entre la substance blanche et la substance grise, on supposait que l'organe faisait un tout continu, et on ignorait complétement les fonctions et les propriétés de ses diverses parties.

Cependant, après les célèbres expériences de Legallois (1804), de Bell, de Magendie, de Flourens, on chercha à accorder à certaines régions de la moelle des propriétés particulières. Jusque-là en effet la moelle était considérée comme dénuée de toute propriété spéciale indépendante, elle n'avait que des fonctions subalternes de transmission résultant des propriétés du cerveau, dont elle dépendait.

Les physiologistes que nous venons de citer lui attribuèrent une influence capitale sur la production des réflexes, des sympathies, des mouvements du cœur, etc. On distingua nettement deux régions qui étaient douées de propriétés différentes, et en 1824 Ollivier (d'Angers[1]) écrivait : «Les faisceaux antérieurs de la substance grise centrale sont donc le siége où réside le principe des mouvements dans la moelle rachidienne, tandis que les postérieurs président aux sentiments».

Depuis lors, les expérimentations physiologiques et les observations pathologiques ont ajouté de nouvelles données plus précises à ces connaissances encore un peu vagues.

Ce sont les travaux de Brown-Séquard qui sont venus les premiers mettre en lumière la plupart des points obscurs de la physiologie médullaire. Presque toutes les expériences de l'illustre physiologiste américain, devenues classiques, ont été répétées et vérifiées par les expérimentateurs modernes : C. Bernard, Vulpian, Rouget, Schiff, Marschall-Hall ; enfin, presque toujours elles ont été confirmées et complétées par la sanction de l'observation clinique et de l'anatomie pathologique. Mais celles-ci ne se sont pas toujours contentées de ratifier les résultats obtenus par les expérimentateurs ; elles ont bien souvent devancé leurs conclusions et dépassé la précision de leurs recherches.

Comme on nous l'a fait remarquer bien des fois, la nature produit dans la moelle et dans le cerveau des lésions que toute l'habileté du physiologiste ne parvient souvent qu'à imiter fort imparfaitement ; et d'ailleurs, les phénomènes observés chez les animaux ne sont pas toujours comparables à ceux que nous observons chez l'homme malade.

Aussi devrons-nous autant que possible invoquer le témoignage de l'anatomie pathologique et de la clinique avant celui de l'expérimentation simple, tout en ne négligeant pas ce dernier moyen d'investigation.

C'est ce qu'a si bien compris l'École de la Salpétrière, à qui on doit déjà tant de travaux importants sur la pathologie du système cérébro-spinal. Pour elle, la condition essentielle pour ces études consiste dans une bonne

---

[1] Ollivier (d'Angers) ; De la moelle épinière et de ses maladies, pag. 72. Paris, 1822.

relation clinique contenant tous les phénomènes morbides observés pendant la vie, et, après la mort, la constatation exacte et complète des lésions du névraxe qui correspondent à ces symptômes.

Grâce à ces recherches, on peut considérer la moelle comme composée d'un certain nombre de régions répondant en quelque sorte à autant d'organes doués de fonctions spéciales (Charcot).

Pour le cerveau, les expériences récentes de Hitzig et Fritsch en Allemagne, de Ferrier en Angleterre, ont permis d'interpréter certains faits cliniques dans le même sens. De sorte qu'aujourd'hui le cerveau ne doit plus être regardé comme un organe homogène et unitaire dont chaque partie a les propriétés du tout, mais bien plutôt comme une association, une fédération d'organes divers, ayant des propriétés, des fonctions, des facultés distinctes. Néanmoins, comme plusieurs de ces résultats ne sont pas acceptés sans conteste par des physiologistes éminents, et qu'ils ont besoin de la sanction d'une plus vaste expérience, nous laissons le cerveau de côté, pour le moment, et nous nous bornons à considérer ce qui se passe dans la moelle, où les faits sont mieux connus.

Dans l'organe médullaire, la lésion isolée et primitive de chacune de ses parties produit un ensemble de phénomènes qui peuvent être considérés comme une affection simple et élémentaire ; mais souvent ce n'est pas une région distincte qui est seule atteinte : ou bien la lésion frappe en même temps les autres parties de la moelle, ou bien quelque autre point du système nerveux a été antérieurement lésé et l'altération ne s'est que secondairement étendue à la moelle. Il en résulte des formes symptomatiques plus complexes, que la clinique doit analyser à l'aide des connaissances fournies par l'anatomie, la physiologie pathologiques.

On voit par conséquent du premier coup d'œil combien les maladies de la moelle peuvent être nombreuses et variées. Aussi sont-elles devenues, dans ces derniers temps, le sujet de nombreuses recherches. Cependant, tout n'a pas encore été dit sur cette question, et, suivant l'expression de M. Charcot, il reste encore bien des terres inconnues dans la carte typographique de la moelle, mais le champ se rétrécit de jour en jour.

2

— X —

Placé, pendant notre internat, dans des conditions particulièrement favorables pour observer un assez grand nombre d'affections du système nerveux, nous nous sommes senti attiré vers ces recherches, et nous avons choisi, comme sujet de notre Thèse inaugurale, l'étude d'une variété encore mal connue de ces nombreuses combinaisons que nous signalions tout à l'heure comme pouvant se présenter dans la pathologie spinale.

Grâce à l'obligeance de M. le professeur Rouget, nous avons eu la bonne fortune d'être admis, en arrivant à Paris, dans le laboratoire de M. le professeur Charcot. C'est en suivant les visites de la Salpêtrière que nous vîmes un malade sur lequel l'interne de service appela notre attention, et qui a été le point de départ de notre travail. M. Raymond, avec une bienveillance particulière, n'hésita pas à nous céder cette observation intéressante ; qu'il reçoive ici nos remerciements bien sincères pour l'accueil qu'il nous a fait et les indications qu'il nous a fournies. Nous devons aussi remercier MM. Vulpian, Poncet, Hayem, qui nous ont également fait part des observations de leurs malades se rapportant à notre sujet.

Par les savants conseils qu'il nous a donnés et par son affabilité, M. le professeur Charcot s'est acquis de tels titres à notre reconnaissance, que nous serons toujours redevable envers lui. Nous avons fait du moins tous nos efforts pour que ce travail ne fût pas trop indigne du Maître qui l'a inspiré ; ce serait notre plus belle récompense si nous y étions parvenu.

Je ne puis oublier ici non plus mes Maîtres de Montpellier, qui par leurs leçons et leur bienveillance constante m'ont aidé et soutenu pendant le cours de mes études médicales. Je suis certain d'avance qu'en accueillant favorablement mon travail, ils prouveront une fois de plus que notre École n'est pas, comme on l'a prétendu, systématiquement opposée aux progrès de la science moderne.

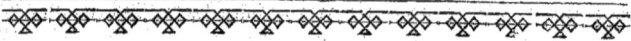

DES AMYOTROPHIES

SPINALES SECONDAIRES

Contribution à l'étude de la diffusion des lésions irritatives du système nerveux.

CHAPITRE Ier.

Des Amyotrophies spinales en général.

Pour étudier d'une manière catégorique les amyotrophies qui font le sujet de ce travail, nous devons commencer par indiquer qu'il y a des atrophies musculaires qui dépendent d'une lésion spéciale de la moelle épinière, et même, tout d'abord, que le système nerveux a une influence sur la nutrition en général.

On admet généralement, en physiologie, qu'à l'état normal la nutrition des différentes parties du corps ne dépend pas essentiellement du système nerveux. En effet, sans parler de l'embryon ou des êtres inférieurs dont la vie s'accomplit normalement sans que l'on puisse faire intervenir l'influence d'un système nerveux central qui n'est pas encore développé, on a bien des fois soustrait un ou plusieurs membres à l'action nerveuse, et cela chez des animaux supérieurs, sans produire des troubles comparables à ceux que le pathologiste observe si souvent.

Après la section des nerfs ou même de la partie inférieure de la moelle, on voit les membres postérieurs privés du mouvement et du sentiment; mais ce n'est qu'à la longue que l'on y remarque des troubles dans la nutrition. Or, Brown-Séquard a le premier fait remarquer qu'en général ce n'étaient là que des lésions passives dues à l'inertie fonctionnelle, aux chocs, à la malpropreté. Il supprime ces dernières conditions et il ne voit plus apparaître d'eschares, mais seulement un peu d'atrophie musculaire après un long intervalle de temps. Snellen, en 1857, et Buttner, en 1862, prouvent que si après la section du trijumeau on protége l'œil insensibilisé, soi avec l'oreille de l'animal, soit avec un morceau de cuir, on n'observait plus ordinairement l'ulcération de la cornée, qui se montrait infailliblement sans ces précautions.

Il est vrai aussi que si la section du trijumeau est incomplète, bien que l'œil n'ait pas perdu sa sensibilité, il peut présenter des troubles de nutrition (cas de Mesnner et de Schiff), ce qui prouve que la lésion de la nutrition ne dépend pas de l'absence d'action du système nerveux central.

On sait d'autre part combien il est expérimentalement difficile de produire chez les animaux une inflammation des nerfs, tandis que che l'homme, au contraire, cette lésion est plus que commune.

Si nous revenons en effet dans le domaine de la pathologie humaine, nous pouvons dire, avec M. le professeur Charcot : « *que rien n'y est mieux établi que l'existence de ces troubles trophiques consécutifs aux lésions des centres nerveux ou des nerfs.* » (*Leçons sur les maladies du système nerveux*, pag. 5.)

La nutrition peut être troublée dans presque tous les tissus à la fois ou séparément ; la peau, les muscles, les articulations et les os sont le plus souvent atteints. Les exemples abondent.

Les Recueils de chirurgie militaire sont remplis d'observations où la lésion d'un nerf a amené la paralysie et l'atrophie rapide des masses musculaires auxquelles ce nerf se distribuait. Déjà, en 1859, M. Rouget citait un exemple de lésion nerveuse suivie d'éruptions bulleuses sur le trajet du nerf lésé. Il s'agissait d'un cultivateur qui en sautant un fossé avait reçu à la partie interne du bras gauche la charge de son fusil, qu'il tenait par le canon. Le coup avait déchiré surtout le nerf brachial cutané interne, et après la guérison de la plaie, qui se fit rapidement, on vit des éruptions cutanées douloureuses se montrer sur l'avant-bras. La thèse de M. Mougeot[1] contient plusieurs cas analogues.

Depuis lors, M. Charcot a décrit les arthropathies liées à des lésions médullaires. On connaît aussi le *décubitus acutus*, de si mauvais augure dans les hémorrhagies cérébrales, et qui survient parfois trois ou quatre jours seulement après des fractures ou des luxations de la colonne vertébrale. (Laugier, thèse de concours, 1848.)

Ces faits suffisent, je l'espère, pour prouver l'exactitude de la proposition que nous avons émise, d'après M. Charcot.

L'étude récente des maladies de la moelle est venue jeter un nouveau jour sur ces questions, et en particulier sur les lésions de nutrition des muscles, auxquelles nous devons plus spécialement nous restreindre.

Notre but, dans ce travail, étant d'étudier surtout les amyotrophies dépendant d'une lésion spinale, nous devons tout d'abord établir que nous n'avons pas à nous occuper d'autres dégénérescences musculaires se montrant en dehors de cette condition. Aussi nous ne parlerons pas de cette paralysie pseudo-hypertrophique qui paraît avoir le muscle seul pour point de départ. L'atrophie musculaire d'origine saturnine ne nous occupera pas davantage, vu que la lésion paraît être limitée aux seuls nerfs périphériques. Il en sera de même pour les atrophies de cause traumatique provenant directement de la blessure du nerf moteur qui anime le muscle. Il est un point commun à toutes les affections musculaires dont nous allons maintenant poursuivre l'étude : c'est la lésion *de l'appareil des cellules nerveuses des cornes antérieures de la moelle*. Dans toutes nos amyotrophies, en effet, nous trouverons cette altération, qui est certainement aujourd'hui la base la plus sûre pour établir une division.

La découverte de cette altération a été un fait capital dans les maladies

[1] Thèses de Paris, 1869.

de la moelle, et même, on peut bien le dire, de tout le système nerveux. Tout l'honneur en revient à l'École de la Salpêtrière. C'est grâce aux travaux de MM. Vulpian, Chacot et leurs élèves, que cette vérité est définitivement acquise à la science. (Voyez *Comptes-rendus de la Société de Biologie*, 1864, pag. 187 ; et 1866, pag. 215.)

C'est dans la paralysie infantile que ces lésions furent d'abord constatées, et c'est aussi cette affection qui est devenue comme le type de dégénérescence aiguë et primitive des cellules des cornes antérieures de la moelle. Je n'ai pas ici à décrire cette affection, si bien caractérisée par son début ordinairement fébrile et brusque ; la paralysie motrice y arrive du coup à son summum d'intensité sans trouble de la sensibilité ; ensuite on voit apparaître une atrophie rapide dans certains muscles frappés de paralysie, et qui bientôt ne répondent que peu ou pas du tout à l'excitation faradique.

Mais il faut que j'insiste sur ce fait, que toutes les observations sont venues confirmer : c'est que dans tous les cas l'atrophie des cellules motrices a été non-seulement la lésion constante, mais aussi primitive. Voyons donc en quoi consiste cette lésion, sur laquelle nous aurons tant de fois à revenir.

Elle peut être limitée à un ou à plusieurs groupes que forment les cellules dans les cornes antérieures. Elle peut aussi atteindre les parties environnantes, mais elle paraît rayonner des foyers cellulaires comme d'un centre. La dégénérescence de la cellule peut aller jusqu'à sa complète disparition, sa place est alors occupée par de la névroglie ; mais ordinairement on rencontre encore des vestiges des groupes cellulaires. Ces éléments ont subi une atrophie plus ou moins prononcée, ils sont ratatinés sur eux-mêmes, déformés ; leurs prolongements sont plus friables, plus grêles, plus courts, quelquefois ils paraissent manquer complétement. On aperçoit en général un noyau petit et inégal, comme desséché et peu apparent dans le corps opaque de la cellule. Un autre mode de destruction décrit par Lockart-Clarke est caractérisé au contraire dans ses premières phases par une accumulation pigmentaire dans la masse cellulaire, qui prend un aspect globuleux, mais en diminuant de volume. Les diverses expansions de la cellule semblent aussi frappées de mort, et leur disparition précède même celle de l'élément central, qui arrive fatalement.

Nous avons dit en outre que cette lésion est primitive. Si en effet on trouve dans certains cas les cordons antéro-latéraux atrophiés et dégénérés, il n'y a rien là de nécessaire, et à côté on peut voir l'altération complétement limitée à un ou plusieurs groupes cellulaires ; tout autour, les faisceaux et la névroglie ont conservé leur transparence. De plus, les racines antérieures sont souvent normales au niveau de l'altération. Nous retrouvons encore cette même altération médullaire primitive et constante dans deux autres affections très-intéressantes : l'atrophie musculaire progressive et la paralysie spinale de l'adulte ; mais ici le processus destructif n'a pas la même marche et les symptômes sont aussi différents sur bien des points. Un seul fait subsiste, c'est l'altération atrophique des muscles qui reçoivent leurs nerfs des cellules nerveuses lésées.

Dans le premier cas, la marche de la maladie est essentiellement chronique; dans le second, il est rare que la destruction des cellules soit aussi complète que dans la paralysie infantile, et l'âge des sujets qui en sont atteints apporte des modifications dans la symptomatologie et le pronostic, bien que l'atrophie cellulaire soit plus ou moins aiguë dans sa marche.

Telles sont les affections produites par l'altération protopathique des cellules des cornes antérieures; nous n'y insistons pas davantage, malgré l'intérêt qu'elles présentent, parce qu'elles sont déjà assez bien étudiées dans leur ensemble et que là n'est pas le but de notre travail. Ces préliminaires étaient cependant indispensables, car il fallait établir que les cornes antérieures de la moelle pouvaient être lésées primitivement, avant d'étudier les altérations qui peuvent les atteindre secondairement.

Il semble, au premier abord, que ces lésions secondaires, n'étant qu'un épiphénomène, ne doivent pas être d'une grande importance, et que leur étude ne peut être que d'un faible intérêt. Il n'en est rien pourtant, car si jusqu'à ce jour on a négligé ces troubles secondaires de nutrition, c'est que bien souvent on les a méconnus, qu'on n'a pas su les rattacher à leur véritable cause et en donner une explication suffisante.

Ces altérations en effet surviennent dans des circonstances tellement diverses, qu'on n'a pas eu l'idée de les rapprocher, de les réunir. Tantôt leur point de départ est si peu de chose qu'il passe pour ainsi dire inaperçu; tantôt, au contraire, la lésion première paraît être toute la maladie, et on laisse de côté des phénomènes qui sont cependant d'une importance capitale pour l'issue de l'affection.

Un examen plus approfondi des cas où ces atrophies musculaires secondaire se sont montrées après une lésion primitive du système nerveux, nous a forcé à admettre que cette complication est bien plus commune qu'on ne le pense, et, d'après la nature même des choses, nous avons été conduit à les diviser en trois classes. En effet, la lésion primitive, avant d'atteindre les cellules antérieures et donner ainsi lieu à l'amyotrophie, peut siéger, ou dans l'axe médullaire lui-même, ou dans l'encéphale, ou bien enfin dans les nerfs périphériques.

C'est cette division, éminemment simple et naturelle, que nous adopterons comme cadre, pour y faire entrer toutes les amyotrophies spinales secondaires.

Nous sommes donc amené à étudier, dans le cours de notre travail, de quelle manière se propagent les diverses affections du système nerveux. C'est là un sujet extrêmement vaste, que nous n'avons pu traiter comme nous en avions tout d'abord l'intention. Nous avons dû nous borner aux cas où la diffusion de l'affection atteint les cellules nerveuses des cornes antérieures de la moelle, parce que la symptomatologie et l'anatomie pathologique sont ici plus précises et plus certaines.

CHAPITRE II.

Des Amyotrophies secondaires à une lésion médullaire primitive.

———

Ici, la lésion originelle siège encore dans la moelle, mais elle a d'abord atteint d'autres régions que celles des cornes antérieures, qui ne sont altérées que consécutivement. Il y a quelque temps que ce processus a été reconnu réel. M. Charcot et ses élèves l'ont déjà démontré dans un certain nombre de cas ; on admettait même «qu'il n'est peut-être pas une lésion élémentaire de la moelle épinière qui ne soit susceptible, à un moment donné de son évolution, de retentir sur la substance grise antérieure et d'y déterminer l'atrophie des cellules motrices.» (*Leçons faites à la Salpêtrière*, 1874, pag. 194.)

Cependant jusqu'ici tout un côté de la question était resté dans l'ombre ; grâce aux nouvelles observations que nous pouvons relater, le champ s'est agrandi encore, et à côté des faits déjà connus s'en placent d'autres que l'on n'avait fait que soupçonner.

M. Charcot indiquait l'an dernier qu'on avait constaté des atrophies secondaires dans les affections médullaires que nous allons énumérer : 1° la pachyméningite spinale hypertrophique ; 2° la sclérose des zones radiculaires postérieures ; 3° diverses myélites ; 4° des tumeurs intra-spinales ; 5° la sclérose en plaques ; 6° la sclérose symétrique des faisceaux latéraux. M. Pugibet[1], dans une Thèse récemment soutenue, ne fait que répéter cette classification. Pour nous, nous ferons d'abord remar-

[1] *De l'Amyotrophie en général. Essai de classification.* Thèse de Paris, 1875.

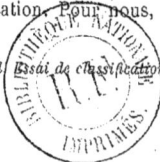

3

quer que les deux affections qui à ce point de vue méritent d'être signalées
en première ligne, sont : la sclérose des faisceaux postérieurs et celle des
faisceaux latéraux. Il est fort possible que la pachyméningite chronique
amène d'abord l'altération des racines nerveuses ou des faisceaux antérieurs
de la moelle, et qu'il y ait ainsi une atrophie musculaire directe, comme dans
le cas observé par M. Pierret (*Leçons de M. Charcot, faites à la Salpêtrière*,
pag. 272). Si les cas d'hydromyélite et de tumeurs sont encore assez mal
connus, du moins le processus qui amène l'altération des cellules motrices
a été parfaitement indiqué pour les scléroses postérieures et latérales. Ce
seront donc ces affections que nous prendrons pour types dans l'étude des
rapports qui existent entre les altérations premières de la substance blanche et les lésions secondaires des cellules nerveuses motrices.

Ce sont les atrophies musculaires survenant dans le cours de l'ataxie qui
ont tout d'abord attiré l'attention. A l'occasion d'une arthropathie de l'épaule
gauche survenue chez une ataxique chez laquelle on trouva une lésion de
la corne antérieure à la région cervicale, et du même côté, M. Charcot, le
premier, émit l'opinion que ces troubles trophiques étaient dus à une lésion
des cellules motrices. Les faits devaient bientôt venir en nombre confirmer cette interprétation. Il n'est pas rare en effet d'observer l'atrophie
musculaire dans les cas d'ataxie locomotrice progressive, mais ordinairement on attribue ces troubles de nutrition au défaut d'exercice ou simplement à l'émaciation ; nous verrons bientôt les effets funestes de cette
méprise, et comment on doit l'éviter. On connaissait donc plusieurs cas d'a-
trophie musculaire coïncidant avec des désordres dans la coordination des
mouvements, quand M. Pierret[1] publia une remarquable observation qui
fixa définitivement la science sur ce point. A cause de son importance, nous
reproduirons l'histoire de cette malade dans ce qu'elle a de plus important.
Du reste, l'examen nécroscopique a été fait avec un tel soin que l'on peut
le prendre comme exemple et qu'il offre toutes les garanties; il est venu
confirmer le diagnostic porté avant la mort, par M. Charcot.

[1] *Archives de physiol.*, 1870, pag. 590.

PREMIÈRE OBSERVATION.

Ataxie locomotrice avec atrophie musculaire.

Henriette Molé[1], ancienne femme de ménage, est entrée à la Salpêtrière, service de M. Charcot, le 14 mai 1868; elle était alors âgée de 60 ans. Pendant plusieurs années avant son admission, cette femme a été sujette à des crises douloureuses, se montrant périodiquement, mais irrégulièrement, à intervalles assez rapprochés. Pendant ces accès, les douleurs, qui présentaient le caractère fulgurant et occupaient surtout les membres, étaient si vives qu'elles arrachaient des cris à la malade. De temps à autre la main droite était le siége de refroidissement et d'engourdissement. La marche n'a commencé à devenir difficile que quelques mois seulement avant l'entrée à l'hospice. C'était surtout le membre inférieur droit qui présentait des mouvements incoordonnés, mais la préhension était devenue bientôt difficile et même impossible à l'aide du bras droit, qui était aussi le siége de mouvements bizarres. Bientôt l'incoordination motrice et la parésie se sont étendues au membre inférieur gauche, et la marche est devenue tout à fait impossible. Un peu plus tard l'urine est rendue involontairement, puis l'intelligence, la vue, l'ouïe s'affaiblissent très rapidement et d'une manière progressive.

Plusieurs examens faits dans le cours des années 1868 et 1869 ont donné les résultats suivants : La malade est absolument confinée au lit, il lui est absolument impossible de se tenir debout. L'intelligence, la mémoire, la vue, l'ouïe sont affaiblies; il y a un peu d'embarras de la parole. Les douleurs fulgurantes reviennent ordinairement deux ou trois fois par mois. A l'aide d'épreuves appropriées, on s'assure que la notion de position est à peu près perdue dans les quatre membres, surtout ceux du côté droit. Les mouvements sont très-étendus dans les membres supérieurs, mais ils sont irréguliers et incoordonnés. Pour ce qui concerne la main droite, l'ataxie est poussée à un tel point que la préhension des objets est tout à fait impossible à l'aide de cette main. Outre les mouvements ataxiques proprement dits, on observe dans ce membre, pendant l'exécution des mouvements volontaires, une sorte de tremblement analogue à celui que l'on trouve dans les cas de sclérose des cordons latéraux. Quand la malade veut au lit mouvoir ses membres inférieurs, ceux-ci sont tout à coup projetés à gauche

[1] Dans les Archives de physiologie, on trouve Moli au lieu de Molé, qui était le véritable nom de la malade.

et à droite de la façon la plus désordonnée. La sensibilité tactile paraît abolie ou fortement diminuée.

Dans le courant de l'année 1869, on note de la contracture passagère dans les membres du côté droit.

Au commencement de 1870, on remarque que les masses musculaires des membres du côté droit ont subi dans leur ensemble un amoindrissement très-notable. L'atrophie *n'est pas uniforme*, elle porte plus particulièrement sur certains groupes de muscles : ainsi, au membre supérieur les muscles des éminences thenar et hypothenar, ceux de la partie antérieure de l'avant-bras, sont surtout affectés. Cette atrophie musculaire progresse rapidement. Voici le résultat de mensurations faites en mai 1870 :

Contour du bras droit à la hauteur du biceps			19 cent.	
—	du bras gauche	—	—	21 —
—	de la cuisse droite	—	—	32 —
—	de la cuisse gauche	—	—	36 —
—	du mollet droit	—	—	19 —
—	du mollet gauche	—	—	21 —

La sensibilité électro-musculaire est très-notablement amoindrie dans le biceps et les muscles de la région antérieure de l'avant-bras droit. La contractilité est tellement affaiblie dans ces muscles, qu'il faut, pour obtenir des mouvements, faire intervenir des excitations très-énergiques. Les mêmes phénomènes sont constatés dans les muscles du membre inférieur droit. *Les membres du côté gauche ne présentent rien de semblable.*

Les muscles du tronc, de la masse sacro-lombaire, ceux enfin de la paroi abdominale, présentent à droite une diminution de la sensibilité et de la contractilité électrique très-accusés, si on les compare aux parties correspondantes du côté gauche. La malade ayant succombé le 28 août 1870, on en fit l'autopsie.

État des *viscères* : Rien d'important à noter.

État des *systèmes nerveux* et *musculaire* : Le cerveau présente à la face supérieure de la couche optique gauche une tache ocreuse, vestige d'un ancien foyer hémorrhagique.

Les artères de la base sont fortement athéromateuses, et il y a à la surface des circonvolutions de nombreux anévrysmes miliaires. *Il n'existe pas trace de dégénérescence descendante sur la pyramide antérieure gauche, non plus que sur les autres parties de l'isthme.*

Muscles : Au bras droit, le deltoïde, le biceps et le triceps sont diminués de volume et d'une coloration jaunâtre par place. A l'avant-bras, la plupart des muscles sont atrophiés ; mais l'altération est plus marquée dans les muscles de la région antérieure que dans ceux de la région postérieure. Parmi eux, le cubital antérieur se distingue entre tous par l'étendue des altérations qu'il présente. A la main, tous les muscles sont amaigris et décolorés à un haut degré. Les muscles du membre supérieur gauche, examinés comparativement, n'ont présenté aucune altération appréciable.

Aux membres inférieurs on trouve la même différence quant au volume et à la couleur entre les masses musculaires du côté gauche et celles du côté droit. Les muscles de la région dorsale sont aussi très-altérés, atrophiés et décolorés à droite. Rien de semblable à gauche.

Examen microscopique des muscles : Examinés après durcissement dans l'acide chromique, les muscles atrophiés ont présenté des altérations très-prononcées. Ainsi, dans les muscles de la masse sacro-lombaire, sur des coupes tant longitudinales que transversales, on a pu constater l'existence d'un assez grand nombre de faisceaux offrant les lésions de la dégénération granulo-graisseuse. Cette altération coïncidait avec une notable diminution dans le diamètre d'un grand nombre de faisceaux musculaires primitifs.

Les muscles de l'avant-bras, durcis dans l'acide chromique, furent traités par le carmin, puis par l'acide acétique. On put observer ainsi, outre quelques gaînes vives, un état vaguement granuleux de la substance musculaire. Il existait en même temps une multiplication énorme des noyaux du sarcolemme et une atrophie simple des fibres, qui cependant paraissaient gonflées au niveau des points où s'étaient accumulés les noyaux.

Les nerfs, examinés à l'état frais, n'ont présenté aucune altération.

Examen de la moelle à l'état frais : A l'œil nu, la moelle et les racines qui en partent paraissent absolument saines. Les cordons postérieurs ne présentent pas l'aspect grisâtre, si habituel en pareil cas; sur des coupes transversales, il était impossible de distinguer quoi que ce soit qui pût faire soupçonner l'existence d'une sclérose des cordons postérieurs.

L'examen microscopique, pratiqué à l'état frais, fit cependant reconnaître en quelques points des cordons postérieurs la présence de corps amyloïdes, de fibrilles conjonctives et de myélocytes nombreux, interposés aux tubes nerveux. Dans les cordons latéraux de la région cervicale, on rencontrait aussi quelques corps amyloïdes.

Examen de la moelle, des racines et des ganglions du sympathique, après durcissement dans l'acide chromique et coloration par le carmin : Les méninges et la surface de la moelle ne présentent aucune trace d'altération. Les racines postérieures ne paraissent que très-légèrement atrophiées.

1. *Région cervicale de la moelle* : En premier lieu, on constate une atrophie très-manifeste de la moitié droite de la moelle. Cette atrophie porte, à la fois, sur la substance blanche et sur la substance grise.

Substance blanche. — a. *Cordons latéraux* : Les tractus cellulo-nerveux qui rayonnent de la substance grise sont manifestement épaissis du côté droit. L'altération est plus marquée en certains points, notamment sur les coupes faites au niveau de la troisième paire cervicale. On observe là, au niveau des carrefours constitués par la jonction de plusieurs tractus, de petites agglomérations de noyaux. Ces éléments sont au nombre de trois, quatre et quelquefois davantage. Cet état, particulièrement remarquable du côté droit, ne se rencontre pas dans les cordons antérieurs et siége de préférence à la région postéro-interne des cordons latéraux.

b. *Cordons postérieurs* : La partie médiane de ces cordons est saine, sauf un point très-limité situé un peu en arrière de la commissure grise, où il existe quelques traces de sclérose. Mais à droite et à gauche du sillon postérieur, à une assez grande distance de ce sillon, le long des cornes postérieures et suivant une direction parallèle à ces dernières, on trouve un tractus de sclérose allongé, s'étendant depuis le *cervix cornu posterioris* jusqu'au point d'émergence des racines postérieures, qu'il rejoint par un trajet oblique. Ce noyau sclérosé ne touche pas aux cornes postérieures, il en est séparé par un tractus de substance blanche restée saine, mais il envoie dans leurs directions des faisceaux d'apparence fibroïde, fortement colorés par le carmin. Il est facile de suivre le trajet de ces faisceaux jusque dans la profondeur de la substance grise, où ils tiennent la place des faisceaux de tubes nerveux dits *faisceaux radiculaires internes*.

Substance grise. — a. *Cornes postérieures* : Elles sont saines dans le plus grand nombre de coupes ; cependant sur quelques-unes d'entre elles, au niveau des points où pénètrent les fibres radiculaires internes, on rencontre quelques flots dans lesquels la trame de la substance grise est sclérosée. Cette altération se montre principalement sur les coupes, où il existe en même temps une multiplication abondante des fibrilles dans les cordons latéraux. Elle existe toujours exclusivement du côté droit.

b. *Cornes antérieures* : La corne antérieure du côté droit présente, dans toute l'étendue de la région cervicale, des diamètres plus petits que ceux de la corne correspondante gauche. En outre, on y observe, sur plusieurs coupes, un nombre considérable de myélocytes ; ceux-ci sont agglomérés au nombre dé cinq ou six, de manière à former de petits groupes accumulés, surtout au voisinage immédiat des grandes cellules nerveuses. Quant aux cellules elles-mêmes, beaucoup d'entre elles présentent dans leur corps une énorme accumulation de pigment, et plusieurs ont subi un commencement d'atrophie.

Racines nerveuses : Il a été impossible de reconnaître aucune altération dans les racines antérieures.

Il n'en est pas de même des racines postérieures : celles-ci renferment, à côté de tubes nerveux parfaitement sains, d'autres tubes manifestement atrophiés et entourés d'un tissu fibreux jeune.

2. *Région dorsale.* — *Substance grise* : Les mêmes altérations s'y retrouvent, mais à des degrés divers et aussi avec des caractères propres, en raison de la conformation spéciale de la région.

Ainsi, la substance interposée aux cellules nerveuses *des colonnes vésiculaires postérieures de Clarke* présente par places une multiplication très-accentuée de myélocytes et l'état fibrillaire propre à la sclérose.

Dans l'aire de ces foyers, les grosses cellules nerveuses avaient subi des altérations profondes ; un bon nombre d'entre elles avait complétement disparu, d'autres étaient en voie de destruction et n'étaient plus représentées que par de petits amas de granulations brunes.

Quant aux cornes antérieures, celle du côté droit offrait, de même que dans la région cervicale, des lésions très-manifestes.

Substance blanche : Dans les faisceaux postérieurs, les îlots de sclérose occupent trois points parfaitement limités et très-caractéristiques.

Ce sont d'abord : un point médian postérieur répondant au tiers de la distance qui sépare la commissure grise de la couche corticale de la moelle, puis symétriquement de chaque côté un point situé immédiatement en dedans de la tête de la corne postérieure (*caput cornu posterioris*).

Le faisceau latéral droit nous a paru offrir un certain degré d'épaississement de la trame conjonctive sur un point situé immédiatement en dehors de la corne grise postérieure.

3. *Région lombaire :* — Outre l'ensemble des lésions déjà décrites, nous rencontrons dans cette région certaines altérations plus prononcées et dans leur état complet de développement.

Dans presque toute l'étendue du renflement lombaire, l'aire de la corne antérieure droite, comparée à celle du côté gauche, présente des dimensions environ moitié moindres dans tous les sens. De plus, tandis que dans la corne gauche les cellules nerveuses ont conservé tous les caractères de l'état normal, à droite au contraire elles se montrent atrophiées pour la plupart à un haut degré, et plusieurs même ont complétement disparu. A leur place se trouvent des amas de tissu d'aspect finement grenu, se colorant fortement par le carmin, et au milieu desquels sont disséminées un très-grand nombre de myélocytes et de corps amyloïdes. Un examen très-attentif à l'aide de forts grossissements permet de reconnaître çà et là, dans l'aire de ces foyers de sclérose, de petits amas de granulations qui sont les derniers vestiges de quelques-unes des cellules détruites. Un foyer tout à fait semblable à celui qui vient d'être décrit se rencontrait toujours dans la corne droite, au niveau des premières racines lombaires. En avant de ces foyers et dans le point des cornes antérieures qui correspondent à la naissance des racines antérieures, on rencontre par places des espaces remplis par une substance transparente finement granuleuse, prenant une coloration assez vive sous l'influence du carmin et ne présentant d'ailleurs aucune trace d'organisation. Ces petits lacs de substance amorphe se retrouvent d'ailleurs dans toute la hauteur de la corne droite; ils se rencontrent toujours de préférence dans le voisinage des vaisseaux. Quant aux vaisseaux eux-mêmes, dans les parties atteintes de la substance grise ils ne nous ont paru présenter d'autres lésions qu'un peu d'épaississement des parois.

Racines antérieures : Il ne nous a pas été possible de déterminer bien exactement si celles des racines qui émergent des points les plus particulièrement atteints présentent des altérations. Nous y avons rencontré cependant çà et là quelques gaînes vides, d'autres, en très-petit nombre, renfermant des corpuscules amyloïdes.

Ganglions spinaux et racines postérieures : Un seul ganglion lombaire a pu être examiné. La trame conjonctive en était un peu épaissie, mais les cellules nerveuses paraissaient n'avoir point souffert. Au-dessous du ganglion, tous les tubes nerveux radiculaires nous ont paru parfaitement sains; il n'en était pas de même au-dessus, c'est-à-dire entre la moelle et le ganglion. En effet, les racines sensitives présentent un état de prolifération conjonctive très-accusé, et un grand nombre de tubes nerveux étaient atrophiés ou avaient même complétement disparu.

Ce fait en lui-même offre un très-grand intérêt au point de vue du mode de distribution des myélites antérieures secondaires. On ne peut en effet mettre en doute aucun des détails de l'examen microscopique : les préparations sont encore conservées à la Salpêtrière. Plusieurs histologistes éminents ont vérifié les faits avancés par M. Pierret, et nous-même nous avons pu constater, les pièces en mains, que la description de l'auteur était bien exactement vraie; il ne reste donc plus que l'interprétation. On ne saurait nier que cette malade, atteinte d'abord d'ataxie locomotrice, n'ait eu les faisceaux radiculaires postérieurs primitivement lésés ; mais le fait que l'on doit surtout remarquer, c'est cette altération si prononcée que présente dans les diverses régions de la moelle la corne antérieure de substance grise du côté droit, coexistant avec une atrophie musculaire occupant précisément le côté du corps correspondant. Après avoir constaté que les altérations de la moelle sont plus étendues et plus avancées, précisément dans les points d'où émergent les nerfs qui vont se rendre aux muscles, les premiers et les plus profondément atteints, nous croyons qu'il est impossible de ne pas voir là une relation de cause à effet nettement établie. Tout au plus pourrait-on dire que les deux altérations marchant parallèlement sont sous la dépendance de la même cause ; mais après avoir démontré dans la première partie de ce travail que dans tous les cas connus de destruction de ces mêmes cellules l'atrophie musculaire s'était produite nécessairement, nous admettrons logiquement que cette atrophie musculaire, survenue dans le cours d'une ataxie locomotrice, ne relève pas directement de celle-ci, mais bien plutôt d'une lésion secondaire des cornes antérieures.

Voyons maintenant comment cette lésion s'est produite. L'altération première siégeant dans l'aire de substance blanche comprise entre les deux cornes postérieures, il semblerait tout naturel d'admettre que si elle sortait de ces limites elle eût dû s'étendre régulièrement et par propagation aux parties voisines, rayonnant comme d'un centre du point primitivement atteint. Or, les cornes postérieures sont saines.

A quoi tient donc cette distribution, qui paraît si capricieuse et si anomale en apparence ?

Nous ne pouvons cependant admettre que cette marche de la lésion soit due au hasard ; certaines dispositions anatomiques nous paraissent, au contraire, donner une explication suffisante du fait. Il y a en effet des communications plus directes entre les cornes antérieures et la région des faisceaux postérieurs où siégeait la lésion primitive, qu'entre celle-ci et les

4

cornes postérieures placées dans son voisinage presque immédiat. Nous voyons que la sclérose des faisceaux radiculaires internes n'atteint pas les cornes postérieures, dont elle est séparée par un espace sain, non coloré par le carmin, mais qu'elle se dirige vers les colonnes de Clarke, et de là dans la corne antérieure et à la partie la plus postéro-interne du cordon latéral.

Or, d'après Kölliker, les *masses fibreuses internes*, immédiatement après avoir pénétré dans le sillon collatéral postérieur, vont en dedans dans le cordon postérieur, décrivent une courbe plus ou moins prononcée dans un plan horizontal ou obliquement ascendant, ou encore, d'après Stilling, obliquement descendant traversent le cordon postérieur en se portant en avant et en dehors, puis elles abandonnent les cordons postérieurs le long du bord interne de la substance gélatineuse et en avant de cette substance jusqu'à la pointe des cornes postérieures, pour se porter, autant que j'ai pu voir, toutes en avant dans les cornes antérieures, où elles affectent également un trajet recourbé en S. J'ai suivi ces fibres, en partie, jusqu'à la commissure antérieure; en partie, et c'était la majorité, jusqu'au groupe cellulaire postérieur des cornes antérieures, où en général elles se dérobaient à la vue, mais quelquefois aussi elles pouvaient être suivies jusqu'à la partie antérieure des cordons latéraux, et s'y perdaient. *(Élém. d'histol.,* page 346.)

C'est évidemment là la voie directe que la lésion a suivie pour se propager des faisceaux radiculaires au groupe postéro-externe des cornes antérieures et à la partie postérieure du cordon latéral qui l'avoisine.

On comprend en effet comment l'altération, atteignant primitivement les tubes nerveux et non la névroglie, se propage dans certaines directions déterminées, et non indistinctement de tous les côtés. Elle suit le même trajet que les tubes nerveux eux-mêmes. Certainement la névroglie est affectée, elle est hypertrophiée et a pris la place des éléments nerveux. Mais on peut voir que l'altération va en diminuant du centre des faisceaux radiculaires à leurs bords, et que, dans les cas où la lésion n'est pas de date ancienne, elle est exactement limitée au point où se trouvent les faisceaux nerveux.

Du côté des cellules nerveuses, on voit encore plus manifestement que la névroglie n'a pas été primitivement affectée; en effet, à quelque distance d'un groupe cellulaire fortement atteint, elle a conservé sa transparence; elle est au contraire plus altérée au voisinage immédiat des cellules, et plus encore au centre de l'agrégat cellulaire qu'à la périphérie, de telle sorte qu'il semble que les groupes des cellules sont autant de centres ou de foyers dont l'altération a rayonné dans divers sens.

Ce qui prouve que l'altération suit la voie que nous venons d'examiner, c'est le nombre relativement considérable des cas où on a noté l'atrophie musculaire survenant dans le cours d'une ataxie locomotrice. Ce n'est point là un pur effet du hasard, une anomalie ou une exception ; c'est, nous ne craignons pas de le dire, un fait qui deviendrait vulgaire s'il était plus souvent recherché.

Sans parler des cas dont M. Pierret donne l'indication au commencement de son travail, nous en avons vu plusieurs exemples dans un espace de temps relativement court, où notre attention a été attirée vers ce sujet.

Ainsi, à la séance du 12 juin de la Société de Biologie, M. Cuffer a communiqué l'observation d'un malade du service de M. Millard, à l'hôpital Lariboisière.

Cet individu a commencé, il y a environ huit ans, à avoir des douleurs fulgurantes dans les membres; après une rémission de quatre années, les symptômes se sont accentués et l'incoordination des mouvements a été très-manifeste, sans paralysie ni contractures.

A son entrée à l'hôpital, on constate tous les signes de l'ataxie locomotrice, et de plus un commencement d'atrophie des muscles de l'éminence thénar de la main droite. Cette atrophie a débuté il y a dix-huit mois, en même temps que se sont montrés des troubles de la vision, de la perversion des fonctions génitales. Deux mois après, le malade a éprouvé de l'embarras de la parole. En examinant la langue, on voit qu'elle est manifestement atrophiée du côté droit. Ce côté présente la forme de circonvolutions bien décrites dans l'atrophie de cet organe; on le voit aussi agité de contractions fibrillaires très-accusées. Les mouvements de la langue auxquels préside le grand hypoglosse sont abolis; enfin les mouvements de latéralité de la mâchoire inférieure sont impossibles Les autres mouvements de la face sont conservés.

Pas de troubles de sensibilité de la langue ni de la face; pas de troubles circulatoires ni respiratoires.

On ne trouve dans les auteurs aucun cas de ce genre, ajoutait le présentateur.

Or, en même temps, nous avions occasion d'observer à la Salpêtrière la femme Laisier, n° 6 , salle Saint-Alexandre, qui présente une altération analogue.

Cette femme est déjà atteinte d'ataxie locomotrice depuis longues années. Les désordres sont surtout marqués aux membres inférieurs, mais les bras sont aussi atteints.

Elle présente, entre autres particularités, une arthropathie de l'épaule droite sur laquelle M. Charcot a bien des fois appelé notre attention. Il y a en même temps atrophie des muscles de l'épaule et de l'éminence thénar droite. De plus, on a noté depuis bientôt deux ans une atrophie nettement accentuée du côté gauche de la langue, avec tous les caractères habituels de cette lésion. Les contractions fibrillaires sont très-nettes. Les mouvements de projection en avant et de latéralité à droite sont encore possibles, mais la malade ne peut porter la langue à gauche, ni en haut, et la plupart des mouvements y sont gênés; contrairement à ce qui avait lieu chez le malade de M. Cuffer, on n'observe pas d'embarras de la parole. La malade n'a non plus remarqué rien d'extraordinaire de ce côté. La déglutition et la mastication ne sont nullement gênées; la sensibilité est conservée, etc.

Enfin le 3 juillet, M. Vidal présentait un malade à la Société de Biologie, lequel était atteint de la même lésion.

Ce jeune homme est manifestement atteint d'ataxie, comme l'a fait remarquer M. Charcot ; les premiers symptômes remontent à une dizaine d'années. Vers l'âge de 18 ans, il a été pris d'engourdissements, puis de douleurs fulgurantes dans les membres, sans aucun trouble de la motilité. Quelques mois après, il s'est aperçu qu'il était atteint de paralysie de la moitié gauche de la face. A la suite d'un traitement par l'électricité qu'il a suivi dans le service de M. Hillairet, la paralysie faciale s'est sensiblement modifiée, les mouvements sont encore moins précis, il reste un strabisme interne et une perte relative de la sensibilité de ce côté; il y a aussi un peu de dysécée à gauche.

En même temps se montrait une atrophie du côté gauche de la langue, avec tous ses caractères habituels. La pointe de la langue est tournée à gauche ; sa sensibilité tactile et gustative est conservée. Il y a un peu de difficulté dans la prononciation de certaines syllabes ; la déglutition est aussi embarrassée.

En 1866, il présenta un gonflement non douloureux des articulations du bras gauche. Le coude, qui était le plus affecté, est aujourd'hui le siége d'une anky-lose incomplète avec craquement et déformation. Les muscles deltoïde, sus et sous-épineux sont atrophiés et complétement insensibles à l'électricité. Du reste, la sensibilité de tout le côté gauche est bien diminuée. La marche, même les yeux fermés, n'offre rien d'anormal ; mais, dans ces circonstances, les mouvements de préhension sont moins réguliers. Il y a enfin de la diplopie et de nombreuses crises de douleurs fulgurantes dans les quatre membres.

Nous avons encore rencontré un cas d'amyotrophie compliquant l'ataxie, chez un malade couché au n° 11, salle Saint-Jean-de-Dieu, service de M. Hayem suppléant M. Bouillaud.

C'est un homme de 40 ans, qui présente depuis dix-huit mois les symptômes de l'ataxie locomotrice la plus accusée : douleurs fulgurantes et en ceinture, diplopie, incoordination dans les quatre membres. Il y a environ trois mois, on a noté un amaigrissement très-rapide du bras droit, en masse pour ainsi dire. L'atrophie s'est promptement généralisée à tous les membres, mais elle est encore plus marquée à droite ; en même temps la langue s'est prise, et là aussi la lésion porte surtout et presque exclusivement à droite, avec tous les phénomènes habituels. Il y a de la gêne de la mastication et de la déglutition ; la respiration paraît intacte. Cette atrophie a pris une marche si rapide, qu'elle domine aujourd'hui la scène.

Ces faits, qui jusqu'ici, il est vrai, n'ont guère été notés, prouvent cependant combien sont fréquentes les diverses sortes d'atrophie qui se montrent dans le cours de l'ataxie locomotrice progressive. Nous voulons surtout appeler l'attention sur l'hémiatrophie de la langue, à cause de l'importance particulière que possède l'examen de cet organe. Il pourra en effet, dans plusieurs circonstances, donner l'éveil, et conduire ainsi à une observation plus attentive que l'on aurait négligée sans cela.

Nous voyons, rien que par ces quelques exemples, que les amyotrophies secondaires à l'ataxie s'offrent sous des aspects très-variés qu'il n'est pas toujours facile de prévoir à l'avance. Il n'y a pas là un symptôme pathognomonique auquel on puisse toujours reconnaître la maladie ; ce n'est que par la réunion de plusieurs caractères que l'on peut dire que l'affection est constituée. Il y a là, en somme, un mélange des symptômes propres à l'ataxie et de ceux qui relèvent plus directement de l'atrophie musculaire progressive, mais qui peuvent être profondément modifiés.

Je n'insisterai pas sur les symptômes tabétiques, qu'il s'agit tout d'abord de reconnaître, parce qu'en général ils précèdent l'amyotrophie. M. Charcot n'a en effet jamais vu et n'a pu trouver un seul exemple où les phénomènes de l'ataxie aient été postérieurs à l'atrophie musculaire. Mais il ne faut pas entendre par phénomènes tabétiques le simple fait de l'incoordination des mouvements, qui peut n'apparaître que lorsque déjà l'amyotrophie s'est montrée dans quelques points. C'est ce que l'on voit chez le malade de M. Vidal, où l'ataxie locomotrice progressive est constituée sans qu'il y ait encore d'incoordination dans les mouvements.

Il faudra donc songer à une amyotrophie secondaire, non pas seulement dans les cas où l'ataxie est manifeste, mais aussi dans ceux où elle est plus difficile à découvrir.

Le mode de début est très-important à noter; il est parfois difficile de le préciser exactement, car il n'y a pas ou à cette époque de phénomènes qui restent dans le souvenir des malades ou de leur entourage. Ainsi, pas de fièvre, pas de malaise plus marqué ; mais l'affection a commencé insidieusement, et quand les malades se présentent au médecin ils n'ont parfois aucune connaissance de la lésion extérieure, manifeste cependant à l'œil de celui-ci. Ce mode de début fait déjà séparer l'affection de toutes les myélites plus ou moins aiguës généralisées, des méningites, des ramollissements, des épanchements et des hémorrhagies, qui au contraire débutent ordinairement d'une manière brusque et avec tout le cortége de l'appareil fébrile.

On peut néanmoins observer des fourmillements et des engourdissements dans le membre qui sera plus tard affecté. On pourrait mettre ces phénomènes sur le compte des lésions des faisceaux postérieurs, mais on sait que l'altération primitive des cellules des cornes antérieures peut donner lieu aux mêmes symptômes; il est donc plus simple de les rapporter à ce pro-

cessus, d'autant plus que les douleurs dans ce cas sont souvent très-nette-
ment distinguées de celles que l'on a nommées fulgurantes, et qui sont le
propre de l'ataxie.

Le malade au contraire ne s'aperçoit le plus souvent de la parésie du
membre que quand déjà le volume des muscles atteints a de beaucoup diminué. C'est là le point caractéristique de toute atrophie musculaire véritable. On est surpris de voir que les malades ne présentent pour ainsi dire
pas de paralysie avec des masses musculaires réduites à rien.

Nous pourrions citer à cet égard l'histoire d'un malade que nous avons
observé pendant notre internat à l'Hôpital-Général, dont les muscles des
mollets et du bras gauche avaient presque complètement disparu, qui
cependant avait fait, dans cet état, la campagne dans la dernière guerre, et
rendait encore de nombreux services dans l'hôpital.

Ce qui distingue surtout l'atrophie que nous étudions de l'atrophie musculaire progressive classique, c'est le mode de distribution et la marche
de la lésion. En effet, au lieu d'être circonscrite tout d'abord à un seul
muscle ou à un groupe très-limité, et de s'élever ensuite progressivement
vers la racine du membre, il arrive souvent qu'elle atteint en même
temps des masses musculaires placées très-diversement, et qu'elle y reste
pour ainsi dire fixée, sans envahir les régions voisines; d'autres fois, elle ne
frappe qu'un muscle ou même une partie de muscle, et s'y confine, sans
avoir, pour ainsi dire, la marche fatalement progressive de l'atrophie
type Duchenne-Aran.

D'après les observations que nous avons relevées, il nous semble que la
lésion aurait une certaine prédilection pour les muscles de l'épaule, et le
deltoïde en particulier; les éminences thénar et hypothénar seraient souvent
indemnes, au moins primitivement, ce qui est le contraire dans l'amyotrophie progressive primitive. Elle atteint ordinairement les membres qui
sont le siège de l'incoordination ; mais puisque l'atrophie peut apparaître
avant les autres troubles de la motilité, on comprend qu'elle puisse aussi
envahir des parties qui ne sont pas frappées d'ataxie.

Tels sont les traits principaux qui doivent faire reconnaître la complication que nous étudions.

Au point de vue du pronostic, bien que l'on ne soit peut-être pas parvenu
à guérir la sclérose des faisceaux postérieurs, on a vu cependant des malades dont l'état était plus ou moins amélioré, vivre très-longtemps avec une
pareille lésion, tandis que l'amyotrophie protopathique a ordinairement une
marche plus rapide et plus fatalement progressive. L'apparition d'une atrophie des muscles dans l'ataxie nous paraît être toujours un indice grave
qui marque la tendance envahissante de la lésion, et qu'on ne doit pas
négliger. A cet égard, l'hémiatrophie de la langue nous paraît avoir
une valeur considérable qui n'a pas encore été signalée. Le siége de l'altération des cellules de l'hypoglosse nous indique que le bulbe est envahi
par le processus pathologique, et l'on conçoit les conséquences futures qui
en devront résulter. Nous savons comment meurent les individus atteints
d'amyotrophie type Duchenne-Aran; nos ataxiques auront le même sort.
Déjà, chez le malade de M. Cuffer, nous voyons le noyau moteur du trijumeau qui est atteint, et, bien qu'il n'y ait pas encore de troubles de la
respiration, il est à craindre que le noyau du pneumogastrique, si voisin de
l'hypoglosse, ne sera pas épargné. Il y a donc une utilité incontestable à
étudier ces combinaisons de l'ataxie avec l'atrophie musculaire.

Bien qu'elle soit connue depuis moins de temps que l'ataxie locomotrice, la
sclérose latérale amyotrophique n'en a pas moins déjà sa place nettement
marquée dans la pathologie médullaire, grâce aux travaux de M. Charcot
sur ce point. (Leçons faites à la Salpêtrière, 1874, page 213.)

Déjà Türck avait indiqué que la sclérose des cordons latéraux pouvait
être primitive et avait une symptomatologie particulière. Mais M. Charcot
a surtout insisté sur la coïncidence d'altération des cornes antérieures et
sur l'importance clinique qu'avait cette combinaison.

Nous ne pouvons nous étendre longuement sur un fait qui a déjà été si
bien étudié. Au point de vue anatomique, nous voyons la lésion occuper,
dans le bulbe, les pyramides antérieures ; dans la moelle, la partie la plus
postérieure des faisceaux latéraux. Excepté à la région lombaire, elle est

séparée de la zone corticale par un tractus non altéré ; elle va en s'amincissant de la région cervicale à l'extrémité inférieure de la moelle.

Quant aux altérations de la substance grise, elles sont identiques à celles déjà décrites pour l'atrophie musculaire protopathique. Nous n'y reviendrons donc pas, pas plus que sur les lésions musculaires, qui n'ont rien de particulier.

Ici le processus morbide a commencé dans les cordons latéraux ; comme dans les cas d'ataxie, il avait débuté par les faisceaux radiculaires internes. En effet, on peut observer qu'au début de l'affection les symptômes observés relèvent tous de la lésion de la substance blanche pendant un certain temps, et que ce n'est qu'après que les cellules nerveuses sont atteintes.

Donc, le symptôme initial sera une paralysie causée par la sclérose latérale, et bientôt suivie de contracture, avec les déformations caractéristiques, sur lesquelles je ne puis m'appesantir. Je n'ai qu'à renvoyer à la description magistrale qu'en a donnée le médecin de la Salpêtrière.

Nous voyons qu'avant l'atrophie il y aura toujours une parésie plus ou moins marquée, accompagnée de fourmillements et d'engourdissements, mais sans symptômes généraux au début.

Le mode de distribution est aussi différent de celui de l'atrophie musculaire protopathique, ou de celle qui est consécutive à l'ataxie. Presque constamment la lésion porte sur les membres supérieurs, et elle les atteint pour ainsi dire uniformément et en masse, sans anesthésie et très-rapidement. Les muscles peuvent conserver assez longtemps leur contractilité faradique et en outre être agités pendant les mouvements d'un tremblement : deux phénomènes qui ne se rencontrent pas ordinairement dans les autres espèces d'atrophies; enfin les phénomènes bulbaires, qui à cette période sont pour ainsi dire caractéristiques.

La marche de la maladie est aussi à noter, à cause de son évolution relativement rapide.

Tous ces symptômes réunis forment un tableau spécial qui ne peut guère être confondu avec aucun autre. Nous n'y insistons pas davantage, car le fait de l'altération des cellules nerveuses des cornes antérieures, consécutivement à la lésion des cordons latéraux, est maintenant parfaitement établi. Nous ne ferons aussi qu'indiquer la possibilité de l'extension de la lésion des cornes grises antérieures dans la pachyméningite cervicale hypertrophique. Il y a là des phénomènes de compression sur les racines antérieures et une myélite transverse, qui ne font que compliquer les phénomènes. Nous ne pouvons que renvoyer au travail, si intéressant du reste, de M. Joffroy. (Paris, 1873.)

Nous serons aussi bref sur l'altération des cornes antérieures dans la myélite centrale spontanée ou traumatique. Ici en effet, que la marche en soit aiguë ou chronique, le processus envahit très-souvent les cornes antérieures par simple propagation de voisinage, sans direction spéciale ; il s'étend d'une manière uniforme autour du canal épendymaire, et atteint les cellules nerveuses seulement après avoir frappé les parties qui sont placées plus près du centre, par où l'altération a commencé. Les cornes antérieures ne sont pas plutôt prises que les postérieures; c'est une simple question de contiguïté qui fait que les cellules motrices sont prises à leur tour par ce processus dont nous connaissons la pathogénie grâce aux travaux de M. Charcot et de ses élèves, MM. Joffroy, Hallopeau, Hayem. (Voyez *Mémoire de la soc. Biol.*, 1869 ; et *Arch. de Phys.*, 1869 et 1874.)

Nous avons hâte d'arriver à d'autres lésions moins bien étudiées, ou, pour mieux dire, qui jusqu'à aujourd'hui n'ont pas été l'objet de l'attention qu'elles méritaient.

Jusqu'ici nous n'avons décrit que des atrophies qui se montraient dans le cours d'une autre affection médullaire plus ou moins manifeste lors de l'apparition de l'émaciation musculaire. Pour terminer ce qui est relatif à la moelle, nous allons maintenant nous occuper des atrophies sous la dépendance d'un processus antérieur plus ou moins éteint, et qui siégeait dans un point plus ou moins éloigné de celui qui est actuellement lésé.

Il n'est fait dans les auteurs (au moins à notre connaissance) aucune mention de l'influence que peut avoir une lésion antérieure de la moelle sur le développement ultérieur de l'atrophie musculaire.

On sait déjà depuis quelques années qu'une lésion limitée de la moelle pouvait produire, après un certain temps, des altérations plus ou moins marquées, soit au-dessous, soit au-dessus de la lésion.

Si la moelle est comprimée à la région dorsale par une tumeur ou par une lésion du mal de Pott par exemple, on peut observer deux ordres d'altérations suivant les points de l'axe qui seront plus particulièrement atteints. Si la compression porte surtout sur les cordons latéraux, il y a une sclérose descendante de ces cordons telle que nous la décrirons plus spécialement à propos des lésions cérébrales. Dans ces cas, on voit l'un des membres inférieurs déjà paralysés ou les deux membres, s'ils sont atteints à la fois, se contracturer et s'atrophier très-rapidement si la lésion atteint la corne antérieure.

Si au contraire la lésion porte sur la portion postérieure de l'axe médullaire, on voit survenir une altération qui est spéciale à la moelle et que l'on ne retrouve pas dans les lésions cérébrales : nous voulons parler de la sclérose ascendante des cordons postérieurs ou de Goll. Cette altération, qui remonte jusqu'au bulbe, est surtout manifeste près du point comprimé ; elle a la forme d'un cône dont la base serait à ce niveau et le sommet vers l'encéphale, où elle se termine en s'effilant et disparaissant peu à peu. Jusqu'à aujourd'hui, on ne connaît que très-peu la symptomatologie de cette affection si elle reste limitée aux cordons de Goll. M. Ducastel[1] n'a observé dans un cas de ce genre que de la paralysie; il y avait cependant des tremblements que l'on a rapportés à une chorée antérieure. M. Pierret avait noté de la parésie, et un sentiment de propulsion chez une malade. (*Arch. de Phys.* 1873, pag. 74.)

Mais la lésion ne reste pas toujours confinée à ce système, et l'on voit survenir des désordres dans le membre supérieur, alors que la tumeur et la compression siégent à la région dorsale, au-dessous du renflement brachial.

Louis[2], qui paraît avoir été le premier à observer ces phénomènes,

---

[1] *Gazette médicale*, 1874, n° 3.

[2] Mémoire sur l'état de la moelle dans la carie vertébrale (*Recherches anatomo-pathologiques sur diverses maladie*).

cite une femme atteinte de carie des vertèbres dorsales, ayant, outre une paraplégie, une paralysie complète des membres supérieurs avec contracture. Il n'y avait de ramolli qu'un point à la région dorsale.

Marshall-Hall, qui avait appelé ces phénomènes *symptômes rétrogrades*, rapporte aussi des exemples analogues.

M. Charcot a vu plusieurs fois une véritable. ataxie survenir dans ces conditions ; d'autres fois on observe une paralysie plus ou moins complète, et, dans un cas où il a eu l'occasion avec M. Michaud de faire l'examen histologique de la moelle, il a trouvé que l'altération du renflement brachial avait dépassé l'aire des faisceaux de Goll et atteint les faisceaux radiculaires internes.

On comprend maintenant que la corne grise antérieure puisse être atteinte à son tour et donner naissance à la paralysie et à l'atrophie, dans les cas où ces phénomènes ont été observés.

Faisons de plus remarquer que, d'après les observations du savant médecin de la Salpêtrière, ces scléroses secondaires ne seraient nullement passives, mais présenteraient les caractères de la myélite parenchymateuse chronique. Nous reviendrons du reste sur ce point, à propos des dégénérescences d'origine cérébrale.

Nous n'insistons pas, parce que nous n'avons pu par nous-même observer des faits de ce genre. Nous arrivons à un autre groupe qui, s'il offre une certaine analogie avec le précédent, en diffère cependant sous plusieurs rapports. Voici d'abord les faits tels qu'ils se sont présentés à notre observation.

OBSERVATION II.

Paralysie infantile à l'âge de 6 mois ; atrophie secondaire.

Gautier, âgé de 18 ans, corroyeur de son état, a eu des convulsions à l'âge de six mois. A la suite de ces accidents, son bras gauche resta pendant jusqu'à l'âge de 6 ans, et c'est alors seulement qu'il put commencer à s'en servir ; la jambe du même côté était aussi plus faible que l'autre, et il boitait légèrement à cette époque. A 14 ans, il fit son apprentissage de corroyeur ; il se servait alors assez bien de son bras gauche et sa démarche était régulière.

Depuis un an et demi, le malade a commencé à souffrir dans l'épaule droite ; ce furent d'abord de simples engourdissements sans douleurs vives et limitées à l'épaule. Peu à peu la faiblesse du membre se joignit à l'engourdissement, son bras se fatigua plus vite dans son travail, qui exige l'exercice fréquent de ce bras. La faiblesse et l'engourdissement vont en augmentant ; ce sont surtout les mouvements en haut et en arrière qui sont limités et pénibles. Depuis six mois, il s'aperçoit que le moignon de l'épaule est le siège de contractions fibrillaires.

Pendant toute cette période, la santé resta bonne. Il n'est pas rhumatisant ni alcoolique, et n'a pas eu de maladies vénériennes. Aucun antécédent héréditaire à noter.

Un premier examen a été fait en février 1875. On note que le bras gauche est plus petit que le droit ; il mesure en son milieu 0,20, tandis que le droit donne 0,34 au même point. Avant-bras région moyenne, 0,20 à gauche, 0,28 à droite. Pourtour de l'épaule gauche 0,40, de l'épaule droite 0,49.

Le *bras gauche* ne tombe pas perpendiculairement le long du corps ; l'avant-bras est imparfaitement tendu sur le bras. Les mouvements de pronation et de supination sont conservés. Les mouvements de l'épaule sont limités, le bras ne peut être élevé au-dessus le l'horizontale. Tous les muscles de cette épaule gauche sont atrophiés ; la saillie de la clavicule, de l'acromion et de la tête humérale est plus accusée qu'à l'état normal ; les fosses sus et sous-épineuses sont déprimées. L'éminence thénar est atrophiée, les interosseux ont conservé leurs mouvements ; l'extension de la main est presque nulle, on peut la vaincre avec le moindre effort ; de même pour la flexion. Les mouvements du pouce sont à peu près nuls ; les autres doigts possèdent des mouvements très-étendus, quoique faibles. La main a de la tendance à s'incliner vers le bord cubital.

La longueur perpendiculaire du bras gauche est de 0,63 ; à droite elle est de 0,72. De l'acromion au sommet de l'olécrâne, on trouve 0,34 à gauche, et 0,38 à droite. De l'olécrâne à la partie inférieure du cubitus, on trouve 0,26 de chaque côté ; de ce dernier point à l'extrémité inférieure du petit doigt, 0,15 à gauche, 0,16 à droite.

Bras droit : Le malade se plaint d'engourdissements et de fourmillements dans toute la région du bras, mais en particulier à l'épaule. Tous les mouvements y sont cependant possibles et assez étendus ; mais la fatigue survient avec une grande rapidité, si on les lui fait répéter plusieurs fois. On aperçoit aussi des contractures fibrillaires non douloureuses au niveau du deltoïde et du grand pectoral. Il y a des soubresauts véritables dans l'épaule, après la fatigue de la journée. Le bord interne et l'angle inférieur de l'omoplate sont bien plus saillants à droite, ce qui indique la parésie du grand dentelé. On voit aussi des mouvements fibrillaires dans les muscles du bras. Les muscles de l'éminence thénar sont peut-être un peu atrophiés, mais ils ne présentent pas de contractions fibrillaires. La sensibilité est intacte des deux côtés dans tous ses modes ; la température du côté gauche est moins élevée. Bien que l'examen au dynamomètre n'ait pas été fait, on constate que la force déployée par la main dans l'action de serrer est au-dessous de la normale. Le malade a du reste bien remarqué que, depuis qu'il a des engourdissements, il est moins fort de sa main droite.

Membres inférieurs : Le pied gauche est légèrement arqué ; le talon n'appuie pas sur le sol, dont il est à 2 centim. environ. Les orteils sont aussi relevés, de sorte que le pied n'appuie que sur l'extrémité inférieure des métatarsiens. L'extension du pied est impossible; la flexion se fait bien, ainsi que les mouvements de la jambe sur la cuisse et de celle-ci sur le bassin.

La circonférence du mollet gauche est de 32 cetim.; à droite nous trouvons 0,39; au milieu de la cuisse gauche 0,51; du côté droit 0,56.

Le 7 juillet, je procède à un examen nouveau. Je trouve que malgré le traitement, qui consiste en séances d'électricité ayant lieu au moins une ou deux fois la semaine, la maladie n'a fait que suivre une marche progressive et s'accentuer davantage. Ainsi, les engourdissements le long du bras et surtout de l'épaule durent davantage; les contractions fibrillaires se montrent dans presque tous les muscles de cette région, dès qu'on leur fait exécuter un mouvement ou qu'on irrite la peau avec l'ongle. L'atrophie a surtout fait des progrès dans les muscles postérieurs de l'épaule sus et sous-épineux, grand et petit rond. Les fosses sus et sous-épineuses sont très-marquées.

L'éminence thénar a aussi beaucoup diminué depuis le mois de février; le malade dit qu'il ne peut pas mouvoir son pouce aussi bien qu'il y a deux mois.

Nous avons mesuré les membres dans les mêmes points que l'on avait choisis dans l'examen antérieur, et nous avons pu nous convaincre que l'affection progressait assez rapidement.

Contour de l'avant-bras gauche au tiers supérieur........	200 millim.
— de l'avant-bras droit............................	270 —
— du bras gauche................................	250 —
— du bras droit..........	280 —
— de l'épaule gauche au niveau de l'acromion.......	395 —
— de l'épaule droite —	400 —
— du mollet gauche..............................	340 —
— du mollet droit................................	370 —
— de la cuisse gauche............................	510 —
— de la cuisse droite.............................	540 —

On voit qu'il y a une différence sensible dans les chiffres de ce tableau comparés à ceux du précédent.

Le travail est complétement impossible; cependant le malade a encore conservé une certaine force dans les membres.

Ainsi, il fait arriver à 40° l'aiguille d'un petit dynamomètre, construit pour les femmes; mais un homme de force ordinaire arrive facilement à 50, point limite de l'instrument. Il élève encore assez bien le bras, mais ne peut le porter en arrière.

A diverses reprises, nous avons fait chez notre malade des séances d'électricité, et voici ce que nous avons constaté :

La sensibilité électrique n'est pas sensiblement modifiée aux membres inférieurs; elle paraît un peu émoussée au membre supérieur droit, car des courants assez forts pour ne pas pouvoir être supportés ailleurs sont facilement tolérés à cette région, surtout à l'avant-bras et à la main du côté droit.

La contractilité musculaire est assez bien conservée dans le pectoral et la partie antérieure du deltoïde, le biceps et le brachial, mais les muscles de la région postérieure de l'épaule et du bras n'obéissent que faiblement à l'excitation faradique; les mouvements communiqués ainsi aux leviers osseux ont peu d'étendue et de force. A l'avant-bras, les radiaux et les extenseurs du pouce sont aussi très-peu contractiles. Le cubital antérieur se contracte assez difficilement, et sur son parcours les plus forts courants sont supportés sans douleur. L'action des interosseux est un peu affaiblie, celle des muscles de l'éminence thénar est encore plus manifestement diminuée.

Du côté gauche, les muscles, et en particulier le deltoïde, le sus-épineux, l'opposant et l'abducteur du pouce, ne se contractent que très-faiblement, mais le courant, surtout appliqué sur le trajet des nerfs, est parfaitement senti. Il en est de même de la jambe du même côté, où surtout les muscles de la partie postérieure du mollet sont assez peu contractiles. Le triceps de la cuisse droite a aussi moins d'énergie qu'à l'état normal, sous l'influence du courant. Les muscles des mollets sont encore assez sensibles, mais on comprend qu'il est assez difficile de savoir si la contractilité est plus ou moins troublée, vu que l'on ne peut pas prendre pour terme de comparaison ce qui se passe de l'autre côté.

L'électricité dissipe pendant quelques heures l'engourdissement du membre, qui paraît alors se mouvoir avec plus de facilité, mais l'amélioration ne se continue pas après ce laps de temps. — On donne au malade 4 pilules de nitrate d'argent et 2 granules de strychnine.

OBSERVATION III.

Paralysie infantile; atrophie musculaire consécutive.

Le nommé Basset, âgé de 18 ans, entre le 18 mars 1875 dans le service de M. Vulpian, salle Saint-Raphaël, n° 8. Il est d'une constitution délicate; il raconte que depuis l'âge de six mois jusqu'à deux ans il a eu des convulsions à la suite desquelles les membres inférieurs restèrent faibles. Le malade pouvait cependant marcher, mais après quelques pas les jambes se dérobaient, et il était obligé de s'arrêter, ou bien il tombait. Cet état persista jusqu'à l'âge de 15 ans, sans que le malade éprouvât rien dans les membres supérieurs, qui avaient conservé toute leur force ; il marchait même mieux alors que lorsqu'il était plus jeune. Pendant tout ce laps de temps, il n'eut aucun trouble du côté des autres fonctions ; pas de troubles de la miction, de la défécation ; pas de crampes, pas de douleurs. Son intelligence était normale ; jamais il n'eut, depuis l'âge de deux ans, de pertes de connaissance ni de convulsions.

Vers l'âge de 15 ans, les membres inférieurs devinrent plus faibles; en deux ou trois mois, cet affaiblissement devint tel que le malade ne pouvait faire un pas sans béquilles. Cette paralysie ne s'accompagnait d'aucune souffrance, d'aucun trouble dans la miction ni la défécation; deux ou trois mois après, les jambes commencèrent à se fléchir sur les cuisses, sans qu'il fût possible de les étendre complétement; cette attitude s'est prononcée de plus en plus jusqu'à ce jour. La marche, même avec des béquilles, lui devint impossible; il marchait alors sur les genoux en s'appuyant sur les mains.

Depuis dix-huit mois, ce mode de locomotion est devenu impraticable, parce que, lorsqu'il veut s'appuyer sur les genoux, il tombe assis sur les talons.

Jusqu'au mois de janvier dernier, il avait pu se servir de ses mains sans aucune peine, pour écrire, pour coudre. A cette époque, il sentit, suivant son expression, comme une lourdeur dans les deux bras ; il lui était difficile de les élever au-dessus de sa tête; les mouvements de flexion devinrent ensuite difficiles, puis la main devint faible et malhabile; il lui est maintenant très-difficile d'écrire, et, quand il veut faire un mouvement, la main et même le bras sont agités de tremblement.

L'attitude de la main est normale, sauf la position de l'annulaire, qui reste en arrière des autres doigts dans l'extension; ce phénomène est surtout marqué à gauche. Les membres supérieurs s'amaigrissaient en même temps qu'ils perdaient de leur force.

La respiration et la déglutition sont restées faciles, il n'y a pas de palpitations, pas de troubles des organes des sens. Depuis quelque temps, les mouvements de la langue sont un peu embarrassés. Le malade a aussi remarqué que, quand il est assis, il a quelquefois des secousses dans les membres inférieurs ; aujourd'hui, la station debout est complétement impossible; ne pouvant s'aider ni des jambes ni des bras, il tombe la face contre terre quand on ne le soutient pas.

Tous les muscles sont amaigris, mais pas au même degré. Ainsi, le bras droit est plus fort que l'autre, il arrive de ce côté au dixième degré du dynamomètre, tandis qu'il n'atteint que cinq de la main gauche. Il ne peut élever les bras au-dessus de l'horizontale.

Examen électrique. — *Membres supérieurs :* Les deltoïdes ne se contractent pas, même avec le maximum des éléments, le biceps droit un peu, mais le gauche pas du tout. Les fléchisseurs des doigts sont plus excitables que les extenseurs. Les muscles des éminences thénar et hypothénar, les interosseux, ont leur contractilité moins altérée encore. La sensibilité électrique est presque nulle à la racine du membre et bien conservée aux extrémités.

Membres inférieurs : Les jumeaux, les jambiers et les péroniers ne se contractent presque pas; le pédieux se contracte mieux.

Les triceps n'offrent aucune contraction, mais les adducteurs obéissent encore à l'influence du courant.

Les muscles du cou et du dos paraissent avoir leur contractilité normale, ainsi que ceux de l'abdomen. Le pectoral droit n'a que des contractions très-faibles; celles du pectoral gauche sont encore notables.

Le mouvement volontaire, très-affaibli partout, n'a pas pourtant complétement disparu. Le malade exécute à peu près tous les mouvements, mais dans une limite très-restreinte.

La mâchoire inférieure paraît tombante, la lèvre inférieure est grosse et abaissée.

La sensibilité électrique est assez bien conservée dans les membres inférieurs; il en est de même de la sensibilité à la douleur et au contact, qui du reste n'est pas affaiblie dans les membres supérieurs.

25 mars. Chaque jour, depuis son entrée, on a soumis le malade à l'influence de l'électricité. Après l'électrisation, le malade se sert mieux de son bras droit; du reste, les muscles qui ne répondent pas aux excitations électriques ont encore un certain volume et peuvent se contracter partiellement, sous l'influence de la volonté.

Ainsi, au membre supérieur gauche nous trouvons que le deltoïde, le triceps,

6

le brachial et le biceps ne se contractent plus sous l'influence de l'électricité, mais obéissent encore à la volonté.

Les extenseurs de la main et des doigts se contractent à peine par les courants, et mieux volontairement. Pour les interosseux, la différence est moins sensible, ainsi que pour les muscles de la partie antérieure de l'avant-bras et de la main. Il en est de même au bras droit.

Membre inférieur gauche : La contractilité volontaire est seulement diminuée, tandis que l'électrique est abolie dans les fléchisseurs de la jambe. Les deux contractilités sont conservées dans le triceps sural et les extenseurs des orteils. Dans le triceps fémoral, au contraire, les deux contractilités sont également abolies. Il y a un grand affaiblissement de la contractilité électrique pour les adducteurs, qui se contractent encore volontairement. Dans le membre droit, la contractilité électrique est encore plus affaiblie dans les fessiers et surtout dans les extenseurs des orteils, qui cependant ont conservé en partie leur contraction volontaire. — Sort le 13 juin.

Ces deux faits, bien qu'il soient encore isolés dans la science, n'en offrent pas moins une grande importance à plusieurs points de vue. D'abord nous ferons remarquer que d'autres observations analogues existent, mais que, l'attention n'ayant pas été attirée sur ce point, elles n'ont pas été publiées. Nous sommes persuadé qu'une fois l'éveil donné, il se produira des exemples plus nombreux que ceux que l'on pouvait supposer tout d'abord. Il en est ici comme pour l'hémiatrophie de la langue, que M. Cuffer signalait il y a à peine quelques jours. Nous avons vu qu'on la rencontrait chez un grand nombre d'ataxiques.

Que nous enseignent, en outre, ces faits? Disons qu'on ne peut les confondre et qu'on ne doit pas même les ranger tout à fait dans la même catégorie à certains points de vue, bien qu'ils soient très-analogues sous d'autres rapports.

Chez ces deux jeunes gens, en effet, nous notons une paralysie infantile dans leur jeune âge et dans leur adolescence. Après que le premier processus paraissait complétement éteint, nous voyons survenir en d'autres points des altérations musculaires tout à fait caractéristiques.

Rien du côté de l'hérédité ni du côté des antécédents n'est à signaler, sinon ce fait capital d'une atrophie aiguë des cellules des cornes antérieures dans l'enfance. Chez le nommé Gautier, la lésion paraît avoir porté seulement sur la moitié gauche de la moelle, tandis que chez Basset l'altération a principalement frappé le renflement lombaire.

Au bout de quelques années, ils commençaient déjà à se servir de leurs membres atrophiés, comme tous ceux en général qui sont atteints de paralysie infantile, quand de nouveau ils sont pris des accidents qui les ont forcés à s'adresser à des hommes de l'art. Ici commencent les distinctions que nous devons établir entre les deux cas : la marche de l'affection ni sa symptomatologie ne sont plus identiques. En effet, Gautier a son bras droit atteint d'atrophie musculaire pour ainsi dire pure, sans aucune autre complication. Ce qui domine en effet ici, c'est l'altération de la fibre dans les masses musculaires de l'épaule d'abord, puis du bras et de la main. La lésion s'étend ensuite à la cuisse du même côté, c'est-à-dire qu'elle a une marche continuellement progressive. On note chez lui en effet tous les symptômes de l'atrophie musculaire protopathique : fourmillements, engourdissement, contractions fibrillaires, diminution rapide du volume du muscle et de sa contractilité électrique, mais conservation de la sensibilité cutanée. Pas de douleur vive, pas de contracture, pas d'incoordination.

Nous trouvons au contraire, dans notre deuxième observation, que l'atrophie musculaire est peu marquée, comparée à la paralysie; que la contracture a apparu de bonne heure dans les membres inférieurs : la lésion en effet se généralise plus rapidement que dans le premier cas; elle prend les membres en masse et non pas progressivement et lentement. Dans l'espace de trois mois, l'altération a fait des progrès énormes. Bien qu'il reste encore des muscles qui paraissent assez gros, la paralysie est plus marquée que chez Gautier.

Quant au traitement, on peut affirmer que pour Basset il a amené sinon la guérison du moins une certaine amélioration, tandis que chez notre premier malade la marche fatale n'a pu être enrayée un seul instant.

D'après ces considérations, basées sur l'observation attentive de nos malades, on voit qu'il y a là des différences à noter qui nous forcent à rapprocher notre second cas de l'affection que M. Duchenne (de Boulogne) a décrite sous le nom de *paralysie spinale de l'adulte*, tandis que le premier aurait une véritable *atrophie progressive*. Celle-ci est fatalement envahissante, car on ne l'a jamais vue retrocéder; mais en même temps sa marche est lente et elle peut durer ainsi dix, vingt et trente ans. Quant à Basset, si son affection a des rapports avec la paralysie spinale de l'adulte, elle a en outre certains caractères, comme la contracture, qui nous font être plus circonspect au point de vue d'un pronostic favorable. Il n'y a pas eu ce début fébrile accompagnant l'envahissement spontané de tous les membres qui rétrocède bientôt après avec la fièvre. Bien que le début ait été rapide, la marche a été progressive. Le processus est ici évidemment plus aigu que dans le premier cas ; peut-être a-t-il, et par cela même, plus de chance de s'arrêter, tout en laissant des lésions irréparables. Mais en outre, il n'a pas la même distribution. Nous n'avons pas, il est vrai, une constatation matérielle de l'état dans lequel se trouve la moelle de nos deux malades; grâce cependant aux connaissances déjà acquises, nous pouvons dès maintenant faire pour ainsi dire l'anatomie et la physiologie pathologiques des affections que nous avons observées.

Chez Gautier, il existait antérieurement une atrophie des cellules des cornes antérieures du côté gauche. La lésion portait spécialement sur le renflement brachial. Quel rôle a joué cette lésion dans la production de la seconde affection ? Elle était bien localisée à un département de la moelle; son processus, qui avait été aigu au commencement, était évidemment éteint, et cependant on ne peut lui refuser une grande importance. Les faits que nous venons de citer, et ceux que nous aurons l'occasion de citer par la suite, le démontrent.

Par les commissures qui existent dans toute la hauteur de la moelle, les cornes antérieures de chaque côté sont reliées entre elles pour l'accomplissement harmonique et simultané de certains mouvements. Il y avait donc une continuelle communication entre ce *caput mortuum* des cellules du côté gauche avec les cornes du côté droit, et l'on peut, sans métaphore, considérer cette lésion comme une épine d'où partirait sans cesse une irritation permanente se propageant aux éléments avec lesquels elle était en rapport. C'est ainsi que, sous l'influence d'un travail exagéré des membres supérieurs, aurait été troublée la nutrition des cellules de la corne antérieure droite, qui s'atrophient d'une manière chronique.

La lésion paraît limitée à cette région médullaire, tant dans le renflement brachial que dans le renflement lombaire. Rien en effet dans la symptomatologie ne nous montre d'autres éléments médullaires en souffrance. Les cornes postérieures et les cordons postérieurs sont indemnes, vu qu'il n'y a ni ataxie ni aucun trouble de la sensibilité. Nous n'avons pas non plus de contracture causée par la sclérose des cordons latéraux. La paralysie n'est pas tellement prononcée que nous puissions supposer que les faisceaux antérieurs soient atteints.

Dans le cas de Basset, au contraire, la lésion première occupait les deux cornes antérieures du renflement lombaire, et c'est de ce point que sont parties les irritations qui ne se sont pas propagées dans un sens unique, comme dans le fait précédent ; en même temps qu'elles remontaient vers le renflement supérieur, elles s'étendaient transversalement. Notons d'abord que la lésion première paraît avoir été plus étendue et plus profonde. Ici, il n'est pas étonnant que la diffusion ait été plus grande. En effet, la contracture et la paralysie très-marquées nous prouvent qu'en même temps qu'un grand nombre de cellules s'atrophiaient, les cordons antéro-latéraux s'étaient sclérosés. Le tremblement qui se montre dans l'exécution des mouvements nous indique aussi, d'après M. Charcot, que les racines antérieures ne transmettent pas d'une manière égale et continue l'excitation volontaire.

Nous avons signalé du côté de la langue et de la mâchoire inférieure des désordres correspondants à une altération appréciable du bulbe et des noyaux qui s'y trouvent.

On sait que, grâce à cette analyse, nous pouvons nous rendre un compte assez exact des affections auxquelles nous avons affaire, et quel intérêt pouvait avoir la présence antérieure d'une lésion de la moelle, même dans un point éloigné de celui où se fait le processus actuel.

CHAPITRE III.

Amyotrophies spinales consécutives à une lésion de l'encéphale.

Hippocrate avait-il déjà remarqué l'affection dont nous nous occupons, quand il disait : «Ceux chez qui l'impossibilité de mouvoir la partie affectée en détermine l'amaigrissement, ne peuvent être remis dans leur premier état; mais ceux chez qui cet amaigrissement ne survient pas, guérissent»? (*Prorrhet.*, liv. II, § 39, trad, Littré, tom. IX, page 69.) Il nous semble que l'on peut encore en douter, et qu'il n'avait en vue que l'émaciation générale qui survient après la paralysie. Or, nous devons déclarer, en commençant ce chapitre, que ce n'est point de cet amaigrissement que nous voulons traiter actuellement; mais nous pensons que c'est à cause d'une observation peu attentive que la plupart des médecins rapportent à l'immobilité toutes les atrophies qu'ils rencontrent chez les hémiplégiques. On ne peut en douter aujourd'hui, quand on a des exemples manifestes où l'immobilité a duré des années entières sans amener l'atrophie musculaire. Ainsi, nous avons vu à la Salpêtrière la nommée Etch..., dont l'histoire est devenue célèbre, et qui est restée contracturée du côté gauche pendant plus de sept ans ; au bout de ce laps de temps, bien que les mouvements fussent aussi bornés que dans l'hémiplégie la plus complète, elle n'a présenté aucune lésion de nutrition de ce côté et elle a pu tout d'un coup se servir de ses membres sans aucune roideur ni faiblesse musculaire. Virchow prétend qu'après même trente ans d'immobilité il n'a pas vu survenir d'atrophie musculaire véritable. Cependant il est des cas où l'on voit des membres frappés d'hémiplégie s'atrophier rapidement et d'une manière particulière, qui doit être distinguée du simple amaigrissement.

Comme l'on n'a pas encore assez fait cette différence et qu'on ne la trouve que rarement signalée, nous n'avons qu'un nombre de cas très-limité que nous puissions donner comme exemple. La plupart du temps, les hémiplégiques sont considérés, à tort peut-être, comme incurables ; après une certaine période, on les abandonne à eux-mêmes sans observation ; et quand par hasard ils vous présentent un bras ou une jambe atrophiée, il est impossible de reconnaître comment s'est fait le processus. Il ne faut pas non plus confondre ces cas avec ceux où il ne s'agit que d'un simple arrêt de développement. Il n'est pas rare en effet d'observer des hémiplégies remontant à la première enfance, alors que les membres n'avaient pas encore acquis tout leur développement ; il arrive alors que ces membres sont restés grêles et impuissants, et qu'ils frappent par leur volume exigu, comparé aux membres de l'autre côté du corps. Mais ici ce ne sont point les muscles seuls qui sont atrophiés; toutes les parties constituantes du membre sont moins développées, la main est plus petite, les doigts grêles sont moins longs ainsi que tous les os, ce qui fait que le bras est plus court en même temps. Nous n'insistons pas davantage : l'examen le plus superficiel peut déjà indiquer au médecin l'âge où l'accident est survenu ; et de même, s'il connaît la date plus ou moins exacte de celui-ci, il ne peut se tromper sur la nature de cette altération.

Il nous faut donc distraire un nombre considérable de faits qui ne sauraient rentrer dans notre étude. Les exemples que nous produisons, bien que peu nombreux pour les raisons que nous avons données, nous semblent cependant suffisants pour convaincre le lecteur.

OBSERVATION IV.

Mémoires de la Société de Biologie, 1864, pag. 9.

M. Bouchard entretient la Société d'un cas d'atrophie musculaire de cause cérébrale.

La nommée H... (Marie-Catherine), âgée de 79 ans, morte à la Salpêtrière dans le service de M. Charcot, le 21 janvier 1864, était hémiplégique depuis trois ans. La paralysie avait débuté brusquement, mais sans perte de connaissance, par le bras gauche, et en même temps la parole était devenue impossible.

Il y avait eu aussi paralysie faciale du même côté. La malade put arriver jusque chez elle, mais quelques heures après l'accident la jambe gauche se prenait à son tour. Cette paralysie ne porte que sur le mouvement ; la sensibilité a même paru exaltée, et souvent la malade se plaignait de douleurs du côté gauche.

L'avant-bras gauche était plus chaud, plus coloré que le droit, et présentait un état écailleux de la peau.

Il y a un an, la malade se plaignit de céphalalgie et présenta un délire maniaque.

A l'autopsie, on trouva un ramollissement jaune occupant le fond du sillon de Rolando, une partie de la circonvolution marginale antérieure avec la partie la plus postérieure de la deuxième circonvolution frontale, et une certaine étendue de la circonvolution marginale postérieure.

Les parties profondes de l'encéphale n'offrent aucune altération.

Les nerfs des membres du côté paralysé sont plus volumineux que ceux des membres du côté sain. Cette hypertrophie portait sur le tissu conjonctif interposé aux tubes.

Les muscles sont atrophiés, friables, d'une coloration jaune-rougeâtre, et sous le microscope présentent un grand nombre de granulations graisseuses dans les faisceaux primitifs, dont la striation transversale a disparu. En même temps, il y a multiplication des noyaux du sarcolemme et accumulation d'un grand nombre de noyaux embryoplastiques entre les faisceaux primitifs.

Romberg, dans son *Traité des maladies du système nerveux*, 1850, rapporte un fait qui, malgré le peu de détails qu'en donne l'auteur, rentre évidemment dans la classe de ceux que nous étudions.

Il s'agit d'un individu qui fut frappé d'une attaque d'hémiplégie du côté gauche.

La paralysie cède bientôt au membre inférieur ; au membre supérieur, elle est peu accusée, et reste limitée à certains muscles qui pendant ce temps se sont atrophiés. Ce sont en particulier les muscles de l'épaule qui sont pris : le deltoïde, les sus et sous-épineux.

Ces observations offrent, nous en convenons, de grandes lacunes ; mais on ne peut nier qu'elles ne se rapportent au groupe des faits que nous étudions. Nous pouvons du reste, grâce à l'obligeance de M. Charcot, citer cette observation plus complète qu'il avait déjà résumée dans ses *Leçons sur le système nerveux*, tom. I, pag. 55.

OBSERVATION V.

Le nommée D..., âgée de 70 ans, fut frappée tout à coup d'hémiplégie gauche. La contracture survint très-rapidement dans les membres paralysés, et deux mois après l'attaque, les muscles des deux membres atteints commencèrent à s'atrophier, en même temps qu'ils présentaient une diminution notable de la contractilité électrique.

La peau présentait en même temps d'autres troubles trophiques du même ordre, caractérisés surtout par des bulles et même des eschares.

L'atrophie musculaire était surtout marquée au membre supérieur, et en particulier au deltoïde et aux éminences de la main.

La malade étant morte d'une maladie intercurrente, on trouva à l'autopsie un foyer hémorrhagique siégeant dans le centre ovale de l'hémisphère droit. Le pédoncule cérébral était atteint de cette atrophie particulière que Cruveilhier a le premier décrite. La lésion passait au-dessous des pyramides, de l'autre côté de la moelle, comme dans tous les cas de sclérose descendante consécutive à une lésion cérébrale.

Sur des préparations faites avec soin, suivant les procédés ordinaires, on constate sur plusieurs points des renflements cervical et lombaire que la corne grise antérieure du côté gauche est altérée et légèrement diminuée de volume. On y remarque plusieurs grandes cellules nerveuses motrices ayant subi une atrophie très-prononcée; par contre, la névroglie a augmenté de volume en ces points. Enfin, la sclérose du cordon latéral est des plus manifestes, et elle atteint jusqu'à la périphérie de l'organe.

L'altération de la substance grise est surtout marquée à la région cervicale comme celle du faisceau blanc latéral, qui va peu à peu en s'atténuant à mesure que l'on descend vers le renflement lombaire, où elle existe néanmoins.

La lésion des muscles était tout à fait identique à celle que nous avons déjà décrite tant de fois; nous n'y insisterons donc pas.

Le Dr Hallopeau a recueilli plusieurs faits analogues dans le service de M. Vulpian, à la Salpêtrière.

Grâce à cette constatation directe, qui ne laisse plus rien à désirer, nous pouvons établir l'histoire complète de ce processus, éclairé déjà que nous sommes par les travaux de Türck, Charcot et Bouchard[1] sur les scléroses descendantes d'origine cérébrale.

---

[1] Bouchard ; Des dégénérescences secondaires de la moelle. (*Arch. gén. de méd.* 1866.)

7

Nous voyons qu'il faut d'abord une lésion de l'encéphale qui produise une sclérose du cordon latéral, pour que les cellules des cornes antérieures puissent être affectées. C'est ainsi que l'on peut suivre l'altération depuis son point de départ jusqu'à son point d'arrivée.

Étudions donc d'abord la lésion cérébrale, cause première de tous les phénomènes. Toutes les lésions, en quelque lieu qu'elles se produisent, peuvent-elles donner naissance à une sclérose secondaire ? Les faits répondent catégoriquement par la négative. Nous ne sommes plus au temps où l'on considérait l'encéphale comme possédant dans chaque partie les propriétés du tout. Les études de Meynert, les expériences si célèbres de Fritz et Hitzig, celles de Ferrier, répétées déjà par tous les physiologistes, nous ont démontré qu'il y avait à la périphérie du cerveau, ainsi que dans la profondeur, des points doués de propriétés complétement différentes.

Tout paraît donc dépendre du siége de la lésion. Quant à la nature, elle n'a pas à intervenir si elle amène la destruction rapide et complète des éléments nerveux. On ne peut tenir compte des altérations qui, comme les tumeurs ou les plaques de sclérose, agissent lentement, par compression, ou n'attaquent tout d'abord que le tissu conjonctif entourant les cellules nerveuses. Qu'il se produise au contraire une hémorrhagie ou un ramollissement dans un point spécial, peu importe, l'organe sera atteint directement et promptement ; la sclérose se produira forcément. Il faut, comme le dit M. Charcot, que la lésion soit *destructive*. Déjà, Türck avait établi que la dégénérescence secondaire de la moelle se produira toutes les fois que la *partie antérieure de la capsule interne aura été lésée*. Peu importe que les noyaux centraux soient atteints ; s'ils le sont seuls, il n'y aura pas de sclérose, bien que l'hémiplégie puisse être complète.

Les observations de M. Charcot sont venues démontrer que si le centre ovale était atteint dans une assez grande étendue, surtout près de la capsule, une altération secondaire pourrait survenir. Quant à l'écorce, elle peut être complétement ramollie ou détruite dans une grande étendue sans donner lieu à aucun symptôme d'atrophie du côté des membres, si la lésion ne siége pas dans certaines régions précises. C'est ainsi qu'on a vu tout le lobe sphénoïdal être le siége d'une vaste plaque jaune sans trace de sclérose consécutive. Mais si l'altération occupe les environs du sillon de Rolando, et en particulier les circonvolutions frontales et pariétales ascendantes, pourvu qu'elle soit en même temps assez profonde et assez étendue, la dégénérescence secondaire peut survenir. Or, c'est précisément en cette région que les expériences des physiologistes et les observations pathologiques ont démontré que se trouvaient les points moteurs. Nos deux observations, suivies d'autopsie, rentrent dans ce cadre.

Les notions récentes que nous fournit la physiologie nous permettent d'expliquer jusqu'à un certain point ces localisations. Les observations anatomiques si délicates de Meynert, de Henle, de Broadbent ; les expériences de Gudden, confirmées par les faits pathologiques, ont démontré que la capsule interne était composée de plusieurs ordres de fibres : 1° les faisceaux pédonculaires directs, qui traversent la capsule sans s'arrêter aux ganglions et vont du pied du pédoncule aux points moteurs; 2° les faisceaux pédonculaires indirects, qui vont au corps strié et au premier segment du noyau lenticulaire (la couche optique en serait privée); 3° enfin, des trois noyaux partent des fibres que l'on appelle rayonnantes et qui se dirigent vers l'écorce grise. Tous ces faisceaux (ceux du deuxième groupe exceptés) viennent former la couronne rayonnante. Mais dans ce point il faut, pour que la sclérose se produise, que les fibres directes soient lésées, tandis que plus bas, là où on ne rencontre pas encore les fibres rayonnantes, que ce soient les faisceaux pédonculaires directs ou indirects qui soient atteints, la dégénérescence ne s'en produit pas moins.

Un fait des plus importants à noter, c'est que, quel que soit le point où siége la lésion première, que ce soit le pied du pédoncule ou la partie antérieure de la capsule qui soit atteint, la dégénérescence secondaire est toujours *descendante*, jamais *ascendante*, c'est-à-dire qu'on ne l'a point vue se diriger vers les circonvolutions cérébrales, mais constamment elle s'étend vers l'extrémité inférieure de la moelle.

Suivant que la lésion occupe une partie plus ou moins antérieure de la capsule interne, elle se montre d'une manière plus ou moins nette sur le pédoncule cérébral, du même côté qui présente un tractus grisâtre placé plus ou moins en avant aussi ; mais ce n'est jamais que la partie du pédoncule située au-dessous du *locus niger* qui est atteinte ; le *tegmentum* est toujours sain.

La protubérance, le bulbe du même côté, présentent, comme le pédoncule, une diminution de volume et une coloration grisâtre ; l'olive est plus apparente, parce que la pyramide dégénérée est plus petite et plus grise qu'à l'état normal.

Ces lésions, Cruveilhier les avait déjà reconnues en 1838. Les auteurs modernes les ont suivies dans le côté opposé de la moelle et ont montré qu'elles consistaient histologiquement en une sclérose du cordon latéral analogue à celle qui naît spontanément, ou sous l'influence d'une lésion antérieure de la moelle. Nous savons qu'elle est limitée à la partie postérieure du cordon latéral, qu'elle va en s'amincissant, du bulbe à l'extrémité inférieure de la corde dorsale, et qu'elle n'atteint pas la périphérie de l'organe, ce qui fait qu'elle échappe à une observation purement superficielle.

Comment se produit cette sclérose et quels en sont les caractères histologiques ?

Dans certains cas, dès la troisième semaine, l'altération secondaire est parfaitement constituée dans toute la hauteur du névraxe, au-dessous de la lésion primitive. M. Bouchard a vu que l'altération commençait par la segmentation de la myéline des tubes nerveux ; les capillaires prenaient l'apparence athéromateuse et les corps granuleux de Glüge se répandaient dans le tissu atteint. En second lieu, venait l'altération de plus en plus avancée, puis la disparition d'un nombre plus ou moins grand de tubes nerveux ; enfin l'apparition d'un tissu conjonctif de nouvelle formation qui se substituait aux tubes. Nous ne pouvons admettre qu'il se soit produit là une inflammation de la névroglie causée par l'irritation de la lésion cérébrale ; cette inflammation aurait dû se propager très-vite jusqu'à l'extrémité inférieure de la moelle, tout en restant limitée à une étroite région. Or, nous savons que la névroglie n'est pas systématiquement disposée et qu'un travail morbide de cette nature aurait dû s'étendre dans tous les sens et amener des désordres et des réactions plus marqués.

Mais l'élément nerveux lui-même est irrité ; le tube nerveux, au voisinage de la lésion cérébrale, reçoit continuellement des excitations anorma-

les, et c'est par lui que commence l'altération, qui peut s'étendre ainsi systématiquement à toute la hauteur de la moelle ; il y a là, comme le dit
M. Charcot, une véritable myélite parenchymateuse. Nous verrons du reste,
à propos des nerfs périphériques, que l'altération y est plus nette et plus
facile à suivre, et que le processus se fait bien comme nous l'indiquons.

Une fois la partie voisine du foyer cérébral altérée, la lésion continue à se
développer, en ayant, pour ainsi dire, une existence propre. Une fois le
feu allumé, c'est-à-dire une fois la myélite produite en un point, la
lésion cérébrale s'efface et ne joue plus pour ainsi dire aucun rôle. Quant
à expliquer pourquoi la dégénérescence secondaire est toujours descendante, nous ne pouvons guère que rappeler que c'est probablement dans ce
sens aussi que se fait la conductibilité physiologique de ces mêmes fibres
nerveuses.

Voyons maintenant comment, à l'autre extrémité du tube nerveux, se
produit la lésion de la cellule nerveuse motrice. L'étude anatomo-physio-
logique du faisceau latéral nous force à le considérer comme formé de
fibres qui, venant des parties les plus élevées du névraxe à des hauteurs différentes, mettent en relation les divers segments de la moelle avec ceux
qui sont au-dessous. Ce sont des espèces de commissures verticales dont
les faisceaux les plus haut placés vont peu à peu en diminuant, à mesure
que l'on les suit vers l'extémité inférieure de la moelle ; mais en même
temps il naît de nouvelles fibres, qui continuent à réunir entre eux les divers
points de la moelle situés de plus en plus bas. On n'a pas de peine à se
rendre compte de cette disposition, si, à l'exemple de M. le professeur Rouget, on considère la moelle comme formée de ganglions spinaux super-
posés et tassés les uns sur les autres.

Ces fibres nerveuses partiraient donc des cellules nerveuses motrices,
pour aboutir à d'autres cellules plus bas placées.

L'inflammation peut donc atteindre les cellules des cornes de la région
cervicale qui reçoivent directement les fibres de la capsule interne, et, de
ces cellules ainsi atteintes, l'inflammation se propagerait à un ganglion
médullaire inférieur, et ainsi de suite de proche en proche, en s'affaiblissant
peu à peu.

La distribution de la lésion, qui reste souvent confinée aux cellules du renflement cervical, et qui tend à disparaître à mesure qu'on considère un rayon de la moelle plus bas placé, nous paraît fournir encore des preuves à l'appui de la pathogénie que nous exposons. Quant à la symptomatologie de cette sclérose, elle ne diffère point de la sclérose amyotrophique spontanée, décrite par M. Charcot, puisque nous avons vu qu'une fois produite elle avait une existence indépendante de sa cause. Nous ferons cependant remarquer que la lésion est plus localisée dans certains muscles, comme le prouve l'observation de Romberg.

Le diagnostic ne sera donc point difficile, à cause de la contracture et de l'atrophie, qui ne peuvent rester longtemps inaperçues ; mais il présente en outre un intérêt pour la localisation de la lésion cérébrale, que déjà sur le vivant on peut indiquer avec une certaine précision.

Le pronostic offre malheureusement une double gravité, car l'hémiplégique est pour toujours privé de son membre, et le traitement n'est point, jusqu'ici, parvenu à corriger cette infirmité.

Nous n'avons point parlé, à dessein, de certaines scléroses amyotrophiques qui surviennent pendant le cours de diverses maladies encéphalomédullaires, comme la paralysie générale progressive, par exemple. Ici en effet, ainsi que M. Hanot [1] en a rapporté deux observations remarquables, il n'est pas rare de rencontrer une sclérose d'un des deux cordons latéraux, parfois même des deux, avec une péri-encéphalite diffuse ; mais on ne peut considérer ces scléroses comme secondaires aux lésions cérébrales. Elles sont tout au moins simultanées, ou un effet de la propagation directe des lésions primitives. Parfois même les accidents débutent par la moelle, avant d'atteindre l'encéphale : c'est la généralisation de la maladie. Un des processus n'est pas sous la dépendance de l'autre, ils sont analogues et comparables ; quant à l'évolution, ils ne diffèrent que par le siége.

[1] *Gaz. méd. de Paris*, 1874, n° 11.

CHAPITRE IV.

Des Amyotrophies spinales consécutives à une lésion des nerfs périphériques.

———

Nous abordons ici un des points les plus intéressants de la physiologie pathologique moderne, qui cependant ne nous paraît pas avoir attiré l'attention des praticiens comme il le méritait. Aussi peut-on dire que c'est une question toute nouvelle; nous devons donc insister sur son étude d'une façon particulière, et nous n'avons pas craint de lui donner certains développements qui sont justifiés par l'importance même du sujet.

Depuis longtemps on a noté la paralysie et l'atrophie des muscles où se rendait un nerf blessé. Cette notion, aujourd'hui banale, n'a que peu de rapports avec les faits que nous étudions; nous savons que c'est là une conséquence presque inévitable de la lésion du nerf. Les chirurgiens avaient aussi remarqué qu'après la lésion d'un nerf mixte ou seulement sensitif, il survenait, dans la partie du nerf placée entre la moelle et la blessure, des douleurs très-vives, avec parfois des atrophies et des troubles trophiques de la peau. C'est cette catégorie de faits que M. Bonnefin a comparés aux névralgies et a étudiés dans sa thèse : *De l'atrophie musculaire consécutive aux névralgies*; Paris, 1860.

Les faits sur lesquels nous appelons aujourd'hui l'attention sont encore distincts de ceux-là, comme nous le verrons à propos du diagnostic; ils forment une classe à part caractérisée par la lésion des cellules nerveuses de la moelle.

La littérature médicale est encore peu riche à ce point de vue; comme la lésion que nous étudions n'est point un résultat immédiat de la blessure du nerf, très-souvent elle n'est point signalée, car le malade est perdu de vue avant qu'elle survienne ; si plus tard elle est constatée, l'influence du premier traumatisme est méconnue. Nous pouvons cependant donner plusieurs observations qui nous ont paru concluantes.

OBSERVATION VI.

Coup de feu sous la clavicule droite; atrophie musculaire envahissant le bras gauche et le tronc.

H..., alsacien, soldat de l'infanterie de marine, âgé de 33 ans, est un homme d'une constitution vigoureuse, et n'ayant jamais été malade, malgré de nombreuses campagnes aux colonies, en Cochinchine et à la Nouvelle-Calédonie. Il n'a pas eu les fièvres, pas de dysenterie. Il n'avoue aucun accident syphilitique, pas d'habitudes alcooliques. En recherchant dans sa famille, il ne connaît aucun parent affecté de la maladie dont il est atteint. Pendant la campagne de France, il fut blessé à Sedan : au moment où il entrait dans une maison, il reçut un coup de feu en pleine poitrine et tomba, étouffé par le sang qu'il vomissait en abondance. Il se souvient très-bien que sa main droite était contractée sur son fusil et que ses camarades furent obligés de lui desserrer les doigts pour retirer l'arme; il perdit alors connaissance et fut transporté dans une ambulance américaine.

Si nous recherchons le trajet de la balle d'après les cicatrices, nous voyons que l'ouverture d'entrée existe à 2 cent. et demi du sternum et à 1 cent. et demi au-dessous de l'articulation claviculaire droite. La tête de la clavicule est encore hypertrophiée, mais son bord est parfaitement net et lisse, sans trace de cal. Le trou de sortie est à 3 cent. en dessous de l'épine de l'omoplate, et à 2 cent. du bord spinal.

Étant placé en face du moignon de l'épaule, quand on examine le plan du trajet de la balle, il est aisé de reconnaître qu'il doit être représenté par une ligne oblique de dedans en dehors, coupant la clavicule droite un peu en dehors de sa portion moyenne, mais en dessous, et traversant le sommet du thorax, le poumon, les côtes et le scapulum.

Du reste, le malade raconte qu'il resta trois jours sans connaissance, et qu'à son réveil le bras droit tombait le long du corps, inerte, insensible; il était obligé de le soulever avec le bras gauche.

H... fut évacué sur Lille et resta trois mois dans de petites ambulances; il sortait du pus et des esquilles par la plaie, qui ne se cicatrisa qu'au bout de huit mois, à Toulon; mais le bras droit est resté paralysé en partie.

H... avait été soumis à l'électricité pendant plusieurs mois, quand il fut réformé en 1872. Il pouvait alors accomplir certains mouvements du bras droit.

En 1873, il s'aperçoit que son *bras gauche devient plus faible*; il ressentait parfois des engourdissements, mais pas de douleur, à proprement parler.

Il entre alors au Val-de-Grâce et est traité pendant six mois par les courants induits et continus sans amélioration.

Sa pension est augmentée, il sort de l'hôpital; mais quelques mois après, le *bras gauche devenant de plus en plus semblable au droit*, il revient au Val-de-Grâce en mai 1875. M. Poncet constata l'état suivant, que nous avons pu vérifier, grâce à l'aimable obligeance du professeur.

Les deux membres supérieurs ont diminué considérablement de volume, surtout à l'avant-bras, où la face dorsale est creuse entre le cubitus et le radius. Les mains et les doigts sont dans une légère flexion permanente.

La sensibilité est presque complétement abolie à la face dorsale des avant-bras; ailleurs, elle est diminuée.

Du côté droit, le grand rond, le rhomboïde, l'angulaire, ne sont pas atrophiés et se contractent normalement sous l'influence du courant. Le sous-épineux, le sus-épineux et le grand rond se contractent moins bien. Le grand dorsal est atrophié dans sa partie supérieure, le trapèze à sa partie inférieure; l'épaule fait une saillie anormale. Le deltoïde, émacié, ne se contracte que faiblement; de même pour le pectoral.

Au bras, le triceps est sain, et, bien que la flexion se fasse encore assez énergiquement, il est aisé de voir une atrophie du biceps et du brachial antérieur.

A l'avant-bras, les épithrochléens se contractent bien, les radiaux sont affaiblis; mais à la région postérieure l'électricité ne produit aucun mouvement d'extension, tous les muscles y sont atrophiés. Le pouce est en dedans, la main fortement fléchie par prédominance des fléchisseurs.

Les muscles de l'éminence thénar, un peu atrophiés, se contractent néanmoins, à l'exception du court abducteur, qui est diminué de volume. L'éminence hypothénar est saine. Tous les interosseux sont atrophiés, les dorsaux plus que les palmaires. L'état du *membre supérieur gauche est de tout point analogue au précédent*. Les lésions sont absolument symétriques pour la perte de la contractilité et de la sensibilité, l'attitude est du reste identique. Nous dirons cependant que le malade se trouve encore un peu plus fort du bras gauche que du bras droit, bien qu'au dynamomètre la différence ne soit pas sensible.

On constate en outre une atrophie du grand dentelé au début, une diminu-

8

tion notable des fessiers et une faiblesse assez marquée des membres inférieurs, qui ne se révèle par aucune lésion de muscle apparente.

Malgré les séances d'électricité auxquelles le malade est soumis journellement, l'altération paraît s'aggraver.

Les fonctions générales s'exécutent bien, l'intelligence est très-bien conservée ; il n'y a pas d'embarras de la parole, la vue est excellente ; il n'y a pas de douleur dans les membres engourdis, pas d'éruption cutanée sur aucun point de la peau.

OBSERVATION VII.

Blessure probable du saphène interne ; atrophie avec contracture du membre inférieur, puis du membre supérieur droit.

Rouffiat (Léon), âgé de 15 ans, employé dans les bureaux du chemin de fer, est couché au n° 9 de la salle des hommes, à l'hôpital de Clinique, service de M. le professeur Broca. C'est un jeune homme d'un tempérament lymphatique, assez bien développé pour son âge. Il a eu le croup dans sa jeunesse et on lui a fait la trachéotomie ; son père est mort assez vite d'une maladie qu'il ne peut indiquer ; sa mère se porte bien ; lui-même n'a pas eu d'autres affections que ce croup que nous avons noté et diverses indispositions sans gravité. Pas de convulsions ; il marchait bien et était bien constitué, quand, vers l'âge de huit à neuf ans, il est tombé, en s'amusant, sur un clou qui l'a blessé à la partie interne du genou droit. La plaie n'était pas profonde et ne saigna presque pas ; il ne se souvient pas d'avoir vu sortir un liquide filant et transparent. Il fut obligé de rester au lit quelques jours, mais au bout de trois semaines il était complétement guéri et pouvait reprendre ses jeux sans aucune fatigue. Ce n'est que six à neuf mois après qu'il s'est aperçu que son pied s'étendait sur sa jambe et que les orteils se fléchissaient malgré lui. Il marchait cependant, mais au bout d'un certain temps il était obligé de s'arrêter tout à coup, éprouvant une vive douleur dans la cicatrice et une espèce de crampe dans le mollet. Depuis lors, la maladie s'est encore accusée. Il y a deux ans environ qu'il s'est aperçu que lorsqu'il avait écrit un temps relativement court, sa main était plus vite fatiguée qu'autrefois ; en même temps, il y avait des trémulations involontaires, quand il se livrait à certains mouvements. Si on compare les deux membres inférieurs, on voit immédiatement qu'il y a entre eux une différence notable à la vue. Le membre droit est moins volumineux que le gauche dans toute son étendue. Voici d'ailleurs les mensurations que nous avons prises quelques jours après que ce malade avait été examiné par un candidat à l'agrégation :

Mollet droit 30 ; gauche 29. — Cuisse droite 38 ; cuisse gauche 39.

Nous ne trouvons pas de différence dans la longueur, mais les muscles du mollet sont rétractés et le pied a tout à fait l'aspect d'un varus équin; les orteils, légèrement fléchis, appuient seuls sur le sol, dont le talon est distant de quelques millimètres. On aperçoit à la partie externe de la cuisse, au niveau du bord interne du condyle interne, empiétant sur la tête du tibia, une cicatrice blanchâtre de 2 centim et demi de long environ, à direction oblique en bas et en arrière ; elle n'est pas très-adhérente aux tissus sous-jacents et peu douloureuse à la pression; cependant elle le devient quand le malade se fatigue, et c'est là ce qui l'empêche de marcher. Il y a eu à certains moments des douleurs qui s'irradiaient, soit en bas dans le mollet, soit en haut le long du bord interne du couturier.

Tous les mouvements du pied sont limités par la contraction des muscles postérieurs, et ce n'est qu'avec peine qu'on peut lui imprimer des mouvements, surtout la flexion sur la jambe. Les mouvements du genou ne sont pas gênés, ni même ceux de la hanche, qui ne donnent lieu à aucune douleur. En général cependant, la jambe n'est pas complètement étendue sur la cuisse; la percussion de la colonne vertébrale n'est pas douloureuse.

Le bras droit est aussi atteint d'atrophie commençante ; les masses musculaires en sont plus flasques et souvent on y observe des contractions fibrillaires, comme d'ailleurs nous les avons vues à la cuisse. L'avant-bras ne s'étend pas complétement sur le bras, mais tous les mouvements sont possibles. L'atrophie est assez marquée à l'éminence thénar, mais elle porte surtout sur l'épaule. Les saillies musculaires y sont effacées, et à la mensuration nous trouvons 28 cent. du côté droit et 30 du côté gauche; à 3 cent. au-dessus de l'insertion deltoïdienne, 21 du côté droit, 22,5 à gauche ; au niveau du biceps, 19,5 à droite et 20 à gauche ; au niveau de la saillie des muscles épicondyliens et épitrochléens, 20 du côté droit et 20,5 du côté gauche ; 3 cent. plus bas, 18 du côté malade et 19 du côté sain. La sensibilité est normale partout, la contractilité électrique est un peu diminuée comparativement à l'autre côté. On doit noter en plus une légère asymétrie du crâne, qui est un peu aplati à gauche.

On a fait la section du tendon d'Achille, mais sans rien obtenir ; on a mis le pied du malade dans un appareil plâtré, depuis plusieurs jours; nous en ignorons le résultat.

OBSERVATION VIII.

Hôpital de la Pitié, salle Saint-Benjamin. nº 24.

Cicatrice douloureuse du bras: troubles trophiques multiples. Atrophie des deux membres
supérieurs.

Le nommé Rousselot (Charles), journalier, ancien tisserand, âgé de 42 ans,
paraît d'une assez forte constitution et n'a éprouvé aucune maladie grave jusqu'au début de la maladie actuelle. Il ne paraît pas en particulier avoir aucun
symptôme d'affection scrofuleuse.

Dans le courant de 1852, à la suite de grandes fatigues, un phlegmon
se déclare sur l'avant-bras droit et nécessite une large incision à la face
dorsale du membre. L'année suivante, un nouveau phlegmon, siégeant cette
fois à l'avant-bras gauche, se déclare. La tuméfaction était considérable et
s'étendait à la main et au bras; cinq larges incisions furent pratiquées dans
l'espace de six jours; elles donnèrent issue à une grande quantité de pus.

Peu de temps après, le malade remarque que ses forces diminuent dans
l'avant-bras et dans la main gauche ; la sensibilité y devient d'abord obtuse,
puis finit par s'y abolir complétement. En même temps le malade éprouve dans
la main, les doigts et l'extrémité inférieure de l'avant-bras, des picotements,
des fourmillements s'exagérant par moments. Il s'y joint de temps à autre des
accès douloureux ayant le caractère névralgique; les élancements semblent
partir d'une cicatrice dont il sera question plus loin, et se répandent dans la
main et les doigts, principalement dans le pouce, l'index et le médius. La
peau qui recouvre ces parties est aujourd'hui complétement anesthésiée. A ces
phénomènes se joignent bientôt un certain degré d'atrophie de la main et de
l'avant-bras, des déformations de la main, et enfin une éruption particulière.

Voici en quoi consistent les déformations de la main: Il y a une rétraction des
quatre derniers doigts, qui sont en demi-flexion et qu'on ne peut fléchir ou étendre que difficilement. Le pouce est déformé dans son articulation métacarpo-
phalangienne. C'est surtout l'extrémité supérieure de la première phalange
du pouce qui contribue à cette déformation ; cette phalange est tuméfiée
au voisinage de son articulation supérieure. L'articulation elle-même est
privée de la presque totalité de ses mouvements. La flexion et l'abduction sont
encore jusqu'à un certain point possibles, mais l'adduction, ainsi que les mouvements d'opposition, sont impossibles. Les autres doigts, outre la demi-flexion
qu'on y observe, ont la phalangette tuméfiée, ce qui donne à leur extrémité l'as-

pect d'un marteau ; cette déformation est surtout apparente à l'index. Le premier espace interosseux ne présente pas son épaisseur habituelle; les muscles qui entrent dans sa composition sont très-manifestement atrophiés ; les muscles des autres espaces interosseux sont également atrophiés, mais à un degré moindre; l'avant-bras présente, surtout à sa partie inférieure, une diminution de volume uniforme très-remarquable ; on y remarque la trace de cinq cicatrices. Une d'elles, située sur le bord externe et un peu postérieur de l'avant-bras, au niveau du tiers inférieur, mérite une attention spéciale. Elle a une longueur de 2 cent., elle est formée par un tissu inodulaire de consistance très-ferme ; elle est rétractée, profonde et très-manifestement adhérente aux tissus sous-jacents; elle correspond assez exactement au trajet d'une branche importante du nerf radial (*branche troncinale superficielle ou cutanée de* Cruveilhier). Il est probable que cette branche, comprise dans l'épaisseur du tissu inodulaire, est comprimée et irritée.

Depuis un an et demi environ, la partie externe de la face dorsale de la main gauche et la face dorsale de l'index, du médius et de l'annulaire sont le siége d'une éruption de bulles analogues à celles du pemphigus. Ces bulles apparaissent le plus souvent au voisinage d'une jointure, elles se montrent successivement une à une, à des intervalles très-inégaux. Une bulle se forme tout à coup en quelques heures et acquiert rapidement le volume d'une noisette ; elle est remplie de sérosité transparente qui s'échappe après la rupture de l'épiderme soulevé; il ne reste plus alors qu'une ulcération superficielle rouge qui marche assez vite vers la cicatrisation. L'apparition des bulles n'est pas accompagnée de douleurs; elles ne sont jamais entourées d'une aréole inflammatoire, leur résolution complète ne dure que quinze à vingt jours ; les cicatrices qu'elles laissent sont superficielles, ovalaires, d'une couleur plus rose que celle de la peau environnante, luisantes, d'un aspect rayonné, très-légèrement déprimées. Il s'est produit jusqu'à présent une quinzaine de ces bulles (au voisinage des articulations de l'index, du médius et de l'annulaire).

Pendant longtemps, la main et le bras gauche ont été seuls affectés; mais il y a deux ans environ, le malade commença par ressentir de la faiblesse dans la main et l'avant-bras du côté droit; peu à peu le membre s'est atrophié, enfin il est survenu des engourdissements et des fourmillements, puis de l'insensibilité. Aujourd'hui, il y atrophie, anesthésie et faiblesse de la main et de l'avant-bras droit; toutefois ces phénomènes sont bien moins prononcés qu'à gauche. Enfin depuis quelque temps l'anesthésie paraît gagner la racine des deux membres.

Ce malade n'a jamais présenté de symptômes autres que ceux que nous venons d'indiquer, qui puissent être rapportés à une affection du système nerveux; les membres inférieurs fonctionnent très-bien et la démarche est assurée ; les organes génitaux et urinaires fonctionnent parfaitement, ainsi que les organes digestifs. D'où viennent, continue l'auteur, l'atrophie et l'insensibilité de la partie supérieure de l'avant-bras, du bras et de l'épaule gauche? Surtout, d'où viennent l'insensibilité et l'atrophie de tout le membre supérieur droit ? Je l'ignore.

OBSERVATION IX.

(Duménil ; Gazette hebdomadaire, 1866, pag. 32.)

Mme J..., rue du Bac, repasseuse, âgée de 36 ans, bien portante habituellement, ayant fait un trajet de quatre heures dans une mauvaise voiture, assise seulement sur la fesse droite, éprouva bientôt après des douleurs et de l'engourdissement dans le membre de ce côté. Il y eut, un an après, impossibilité de remuer le pied et les orteils, avec atrophie de la jambe. Les douleurs avaient alors disparu, mais il y avait une insensibilité à peu près absolue, avec perte de la contraction électrique.

L'avant-bras droit se prend, ainsi que la main de ce côté. On prescrit de la teinture de cantharides, des vésicatoires, l'hydrothérapie, et il semble qu'il y ait une légère amélioration. Mais quatre ans après, la jambe gauche se prend à son tour, et quelques mois plus tard le bras gauche est le siége de douleurs, d'engourdissements, et enfin d'atrophie et de paralysie.

Des vomissements surviennent, la déglutition est gênée, la voix se couvre, les mouvements de la langue sont difficiles. Il y a paralysie du rectum et de la vessie, et la malade meurt après un affaiblissement progressif de la respiration.

A l'autopsie, on trouve les muscles que l'on peut examiner, en dégénérescence granulo-graisseuse. D'autres fibres sont seulement atrophiées.

Les nerfs sciatique et tibial droits sont plus petits qu'à l'état normal.

Le tissu conjonctif est injecté et hypertrophié ; la plupart des tubes nerveux sont atrophiés et granuleux.

Les méninges rachidiennes sont épaissies, surtout à la région dorsale ; les racines des nerfs sont atteintes et présentent des tubes petits, granuleux, irréguliers, sans cylindraxe, ou avec des axes très-petits.

La moelle est surtout altérée à la région lombaire et cervicale.

La substance blanche est envahie par du tissu conjonctif. La substance grise a des vaisseaux nombreux à parois granuleuses. Les cornes antérieures offrent des cellules ratatinées sans prolongement ; des groupes entiers ont disparu et

sont remplacés par des amas de granulations qui se rencontrent presque exclusivement à droite.

Les cornes postérieures sont également atteintes.

OBSERVATION X.

(36ᵐᵉ de WEIR MITCHELL: *Traité des lésions des nerfs.*)

Blessure du côté gauche de la poitrine ayant déterminé une paralysie du muscle grand
   pectoral, probablement par la lésion du nerf thoracique externe et antérieur; perte consécutive de la sensibilité et du mouvement, avec lésions de nutrition dans le membre supérieur
   du même côté.

Stephen Warner, âgé de 33 ans, fermier de l'État de New-York, enrôlé au
mois d'août 1862, dans le 18ᵐᵉ des volontaires de Pensylvanie. Au moment de
la blessure, la santé était bonne. Le 27 novembre 1863, à Locust-Grove, Warner
reçut au côté gauche de la poitrine une balle qui pénétra au-dessous de la première côte, à un centimètre au-dessous de la clavicule, à six centimètres de son
extrémité sternale. La balle traversa l'arcade formée par l'artère sous-clavière,
et, se dirigeant en bas et en arrière, elle sortit à 5 centim. au-dessous de l'angle
inférieur de l'omoplate gauche, à 8 centim. de la colonne vertébrale. Le coup
de feu avait été tiré à moins de 30 mètres par un tirailleur, alors que le blessé
était lui-même occupé à viser. Il tomba étourdi, mais avec sa pleine connaissance ; il essaya de se mouvoir, retomba de nouveau, et entra en défaillance par
suite de l'abondance de l'hémorrhagie. Après quelques heures, il revint à lui et
constata que le bras gauche et la main avaient conservé leur sensibilité. Le côté
radial de l'avant-bras présentait un léger engourdissement, compatible du reste
avec une sensibilité tactile parfaite. Le mouvement sembla perdu ou amoindri
pendant quelques heures, mais en un jour il fut complétement restauré. Il n'y
a pas de doute sur ce point.

Le malade resta trois jours sans pansement, et à ce terme il fut pansé avec de
l'eau froide. Les mouvements du bras étaient faciles et indolores. Bientôt après
le pansement à l'eau froide, auquel le malade attribue tous les accidents qui ont
suivi, une douleur névralgique apparut, confinée surtout dans le domaine du
nerf médian, mais aussi dans le côté externe du bras et de l'épaule, avec un point
extrêmement douloureux à l'insertion du deltoïde. La douleur était lancinante
et aiguë. En même temps les articulations des doigts devinrent tuméfiées et
douloureuses, surtout dans le pouce, l'index et le médius. Les muscles de l'épaule
s'affaiblirent, la flexion des doigts se faisait sans énergie, la flexion de l'avant-
bras devint difficile. Cette situation alla en empirant pendant quelques mois : le

groupe des muscles fléchisseurs de l'avant-bras était alors frappé d'un dépérissement très-visible. Le biceps, le brachial antérieur, le coraco-brachial, étaient atrophiés. Le grand pectoral avait présenté la même altération, mais à une époque plus avancée. Le huitième jour, le malade avait eu un crachement de sang abondant, mais ce symptôme ne se renouvela pas et il n'y eut aucune complication du côté du poumon.

Nous le recevons dans nos salles, le 19 février 1864.

L'atrophie du grand pectoral est considérable, celle des muscles de l'épaule est plus faible ; le dépérissement du biceps et des autres muscles de la région antérieure et interne du bras est très-marqué. Le bras gauche, au niveau du biceps, mesure 25 cent., le droit 29 cent.; l'avant-bras gauche 25 cent., le droit 27 cent.

La main gauche est tuméfiée, violette, et se refroidit facilement.

La *sensibilité est parfaite* : la névralgie a disparu de bonne heure et à peu près complétement. Lorsque le temps est mauvais, toutefois, il existe un certain endolorissement au niveau de l'insertion du deltoïde, en un point où du reste on constate un endurcissement, un dépôt dans les tissus sous-cutanés et sur l'os. Le seul muscle qui manifeste un état notable d'hyperesthésie est le biceps. Le trajet du nerf musculo-cutané et celui du médian sont anormalement sensibles à la pression.

Il n'y a pas de mouvement dans le grand pectoral, presque pas dans le biceps; c'est le long supinateur seul qui fléchit l'avant-bras. L'extension de l'avant-bras n'est pas entravée. Les doigts agissent faiblement dans la flexion, cependant leur état s'améliore. Les mouvements du pouce sont également faibles, non complétement perdus. Le plus grand obstacle aux mouvements semble résider dans les articulations, qui, sans être douloureuses, sont roides et enflées. L'amélioration a été si rapide depuis quelque temps, qu'il nous est impossible de dire exactement quels sont les muscles dont le fonctionnement sera définitivement perdu.

Il est probable que les branches du plexus brachial les plus attaquées sont les branches externes, le musculo-cutané et le médian; certains filaments postérieurs, comme le circonflexe, participent également aux désordres. L'intérêt de cette observation s'arrête là. Quand nous reçûmes le malade, il était en voie de guérison, et nous avons hâté cet heureux résultat par l'usage des bains, par la gymnastique et l'électrisation.

ÉTIOLOGIE.

Les faits que nous venons de rapporter indiquent presque tous, à leur origine, une lésion traumatique d'un nerf. Est il bien nécessaire que ce traumatisme primitif existe? Cela ne nous semble pas prouvé absolument. On voit par un fait emprunté à Bénédickt qu'une irritation causée par une pseudarthrose a produit le même effet, bien qu'il n'y ait pas eu lésion primitive du nerf. Il ne nous paraît pas non plus indispensable que l'irritation parte d'un nerf moteur ou mixte; un nerf sensitif peut amener les mêmes résultats. Ainsi, Brown-Séquard rapporte le fait suivant, qui, bien qu'il ne rentre pas complétement dans notre sujet, puisque la moelle n'a pu être intéressée, n'en est pas moins fort analogue aux précédents. (*Leçons sur les nerfs vaso-moteurs*, traduites par Beni Barde, pag. 45.)

« Je connais un cas très-curieux d'inflammation de la cornée due à un grand excès de travail avec le microscope. Ce fait eut lieu chez mon ami le docteur F..., aujourd'hui professeur à Lille. De l'anesthésie et de l'atrophie de la face se produisirent en même temps que l'ophthalmie sur le côté *gauche*, le micrographe ne se servant que de l'œil *droit*. »

C'est aussi un fait bien établi aujourd'hui, que des paraplégies peuvent survenir sous l'influence de lésions viscérales. Déjà, dans l'Introduction aux *Leçons sur le diagnostic et le traitement des principales formes de paraplégies des membres inférieurs*, de Brown-Séquard, M. le professeur Rouget disait : « Les congestions et les inflammations chroniques de la moelle épinière peuvent s'établir aussi sous l'influence d'irritations ayant leur point de départ, non plus à la surface cutanée, mais dans les nerfs sensitifs, comme ceux de la vessie, de la prostate, des reins » (pag. LXVII).

Nous n'avons jusqu'ici rencontré que des paraplégies sans atrophie véritable, après la lésion d'un viscère.

Ce n'est point non plus forcer l'analogie que de rapprocher des faits que nous avons rapportés les phénomènes que l'on observe chez les castrats.

9

On sait que chez eux, en effet, les muscles du larynx ou plutôt tout l'appareil vocal est arrêté dans son développement. Il paraîtrait même qu'il peut se faire une véritable atrophie, si l'individu a atteint la puberté au moment où il a perdu les caractères distinctifs de la virilité.

Un autre point sur lequel nous voulons appeler l'attention à propos de l'étiologie, c'est l'influence des lésions articulaires sur l'atrophie des muscles non pas seulement au-dessous de l'articulation, mais aussi du côté de la racine du membre. Tous les chirurgiens ont remarqué combien, dans les tumeurs blanches en particulier, l'atrophie des masses musculaires survenait rapidement, tellement que parfois c'est un des premiers symptômes observés.

Ce fait, rapproché de la contracture des muscles et de la position plus ou moins vicieuse que prend habituellement le membre, nous montre qu'il ne s'agit pas là d'une simple lésion de voisinage, mais que le système nerveux intervient d'une manière spéciale. Et que l'on ne vienne pas invoquer ici le repos prolongé comme cause d'atrophie, vu que dans certains cas c'est au début de l'affection que l'altération musculaire est notée et que d'ailleurs elle n'est point uniforme, mais plus spécialement marquée dans certains groupes de muscles.

Le fait suivant, rapporté par M. Ollivier dans sa Thèse d'agrégation, nous paraît un exemple remarquable. Il s'agit d'un homme vigoureux de 28 ans, observé dans le service de M. Verneuil. A la suite d'un rhumatisme, il avait une hydarthrose dans le genou gauche. Deux mois après le début des accidents, toute la masse du triceps crural était atrophiée. Un fragment du muscle affecté étant retiré à l'aide du harpon, l'examen microscopique fait constater les particularités suivantes : les fibres musculaires enlevées avaient pour la plupart leurs dimensions normales, mais on n'y apercevait aucune strie transversale ou longitudinale ; dans quelques-unes on rencontrait un assez grand nombre de granulations pâles, peu réfringentes, de nature protéique.

On voit que l'altération primitive du nerf est assez variée, mais il y a une lésion qui domine toutes les autres, c'est la lésion traumatique.

Dans le cas de M. Poncet, en effet, le projectile ne paraît pas avoir sectionné les branches du plexus brachial, vu que la paralysie n'a été que passagère ; l'on peut supposer qu'il y a eu plutôt contusion que déchirure du nerf. C'est aussi, on le voit, une plaie de balle qui a amené la lésion chez le malade de Weir Mitchell, et, bien que nous ayons presque un nombre égal d'exemples de plaies par instruments tranchants à opposer, nous pensons que si nous avions un nombre suffisant de faits pour établir une statistique, nous trouverions certainement cette dernière cause la moins fréquente.

SYMPTOMATOLOGIE.

La physionomie des faits de la nature de ceux que nous étudions est tellement variable, qu'il est, on le comprendra, difficile d'en tracer un tableau complet. A part l'altération de la moelle et du muscle, qui est commune à toutes ces atrophies, la plupart des autres caractères peuvent varier. Nous venons de voir les différences que l'on remarquait dans la lésion première ; celles qui proviennent du siége de la maladie sont encore bien plus accusées au point de vue symptomatologique.

On conçoit que l'hémiatrophie de la face offre des phénomènes fonctionnels autres que ceux présentés par l'atrophie du membre inférieur. Nous n'avons pas besoin d'insister ; nous devons nous appesantir surtout sur les traits communs de ces lésions diverses.

Nous voyons que c'est toujours quelques mois (Obs. vii et x) et même plusieurs années (Obs. vi) après la blessure première du nerf, que les accidents se montrent du côté des muscles. Le début n'est jamais brusque, jamais il n'est précédé d'une paralysie permanente. Nous devons insister plus spécialement sur ce dernier caractère, qui est du plus haut intérêt théorique et pratique. Cette absence de paralysie durable prouve qu'il n'y a pas eu une section plus ou moins complète du tronc nerveux, qui se distribue dans les muscles atteints (Obs. vi et x). Cependant il se peut qu'il y ait une division du nerf radial droit par exemple avec perte du mouvement de ce côté ; s'il survient ensuite une atrophie du membre

supérieur gauche, le cas n'en rentre pas moins dans notre cadre. Le
premier effet est produit par la lésion directe du nerf, que nous n'avons
pas à examiner ; mais l'atrophie du côté gauche n'est point précédée de
paralysie dans les muscles, qui sont atteints secondairement. Si le nerf
primitivement atteint n'est point moteur, les phénomènes paralytiques
qui surviennent de ce côté ne peuvent être appelés directs. (Obs. vii).

Nous voyons dans une de nos observations où la blessure a été produite par coup de feu, qu'il y a eu paralysie momentanée. Cet état ne doit
pas être confondu avec la diminution de la motilité, qui surviendra plus
tard, par le fait de l'atrophie musculaire. Depuis longtemps, on connaissait
ce phénomène, qui a surtout été bien étudié par Weir Mitchell[1].

Ces faits-là nous paraissent tout à fait comparables aux phénomènes
d'arrêts que Brown-Séquard a le premier observés en écrasant le ganglion
semi-lunaire ou les capsules surrénales. Mais comme nous aurons à y revenir, nous n'y insistons pas; nous nous contenterons de faire remarquer
pour le moment que l'on ne doit pas prendre ces paralysies pour des phénomènes directs dus à la section d'un tronc nerveux.

En général aussi, le début de la maladie est insidieux et ne s'accompa-
gne pas d'appareil fébrile ou de douleurs qui attirent l'attention du malade
ou du médecin. Nous avons cependant noté des douleurs vives dans l'Observation x. Nous tâcherons d'expliquer ce phénomène, de même que l'insensibilité d'une partie de l'avant-bras droit qui est signalée dans l'Observation vi. Ce ne sont pas là des anomalies, mais des faits surajoutés, des
complications dont nous rechercherons la pathogénie quand nous nous
occuperons de la physiologie pathologique. Nous devons aussi signaler les
troubles trophiques de la peau (Obs. viii).

Le plus souvent donc le malade ne s'aperçoit de son affection que parce
qu'il a de la lourdeur et de l'affaiblissement dans le membre, et déjà alors
l'altération de la fibre musculaire est très-marquée. La distribution de
l'atrophie ne paraît pas être très-caractéristique; cependant elle frappe
ordinairement plusieurs muscles et plusieurs groupes de muscles à la fois.

[1] Loc. cit., Obs. xxiii-xxvii.

Encore ici, les muscles de l'épaule nous paraissent être le plus souvent atteints. Par rapport à la lésion première du tronc nerveux, les phénomènes directs mis de côté, on ne peut dire rien de bien précis, sinon que l'atrophie frappe d'abord le membre lésé (Obs. vi, vii, viii, ix) et qu'elle n'atteint que secondairement les autres parties du corps ; mais, tandis que dans nos autres observations c'est en général au membre du côté opposé que l'altération se propage, dans les Observations vii et ix la lésion passe du membre inférieur au membre supérieur du même côté.

Elle semble débuter par les extrémités, remonter vers l'épaule; mais dans d'autres faits il n'en est pas ainsi. Nous devons enfin noter les contractions fibrillaires et les tremblements dans les mouvements, pour rapprocher ces atrophies des véritables atrophies progressives.

La marche est aussi lente et en général envahissante; cependant le fait de Weir Mitchell prouverait qu'elle n'est pas fatalement progressive et qu'elle peut être enrayée au commencement de son évolution. Le malade que nous avons observé au Val-de-Grâce nous montre par contre que, malgré le traitement, on n'a pu modifier la marche du processus, qui tend à se généraliser. Le pronostic doit, par conséquent, être très-réservé.

DIAGNOSTIC.

Quant à reconnaître si l'atrophie que l'on a sous les yeux dépend d'une lésion première du système nerveux périphérique, il nous semble que la difficulté sera minime après tout ce que nous avons dit. Il ne s'agit pas en effet de savoir si l'on est en présence d'une atrophie; un examen complet un peu attentif doit suffire pour trancher la difficulté; mais il importe de savoir quelle est la cause de cette atrophie.

La question est tout entière dans le diagnostic étiologique : avant de déclarer une atrophie idiopathique, il faut donc rechercher si aucune maladie primitive de la moelle n'est révélée par ses symptômes particuliers, si aucun trouble antérieur de la motilité, de la sensibilité ou de l'intelligence ne fait supposer une lésion cérébrale, et enfin si l'on ne rencontre aucune affection ayant pu intéresser un tronc nerveux plus ou moins volumineux. Dans ce dernier cas, l'atrophie musculaire pourrait être sous la dépendance directe de l'altération nerveuse; nous devons donc faire encore un diagnostic différenciel facile. La connaissance de la distribution exacte du rameau nerveux lésé montrera que la moelle n'est pas intervenue, si l'atrophie est entièrement limitée aux muscles innervés par ce nerf et si elle a été précédée de paralysie permanente. Elle n'aura point en général de tendance à s'étendre et à se propager. La section ayant été complète primitivement, nous n'aurons pas à signaler de douleurs, et celles-ci ne se montreront fixées sur le trajet du nerf que s'il n'a été altéré que peu à peu, d'une manière lente et progressive, par une tumeur par exemple.

Mais toutes les fois que l'altération de nutrition s'étendra à des points plus rapprochés de la moelle que la lésion première, on pourra affirmer qu'il ne s'agit pas d'un simple défaut d'action directe du nerf sur le muscle. Il se produit un travail morbide qu'il nous reste maintenant à étudier.

ANATOMIE ET PHYSIOLOGIE PATHOLOGIQUES.

Nous avons ici à considérer deux choses très-distinctes, bien que l'une soit la conséquence de l'autre. En effet, le processus est tout d'abord centripète, c'est-à-dire qu'il marche du point de la lésion du nerf à la moelle, et ensuite de celle-ci à un muscle, par l'intermédiaire d'un nerf centrifuge. Nous avons ainsi à étudier une espèce d'arc occupé par la maladie, ayant à une de ses deux extrémités la lésion d'un nerf comme point de départ, à l'autre, l'altération d'un muscle comme aboutissant, et un anneau central très-important, qui est la moelle.

Voyons donc comment se produit l'altération de celle-ci et en quoi elle consiste. Il est évident que c'est là, pour nous, le problème le plus important à résoudre, car nous savons que la moelle une fois altérée, soit primitivement, soit secondairement, peut agir sur la nutrition des tissus et amener l'atrophie.

Il s'agit de démontrer que l'altération des nerfs périphériques n'a pas seulement une action sur les fonctions de la moelle, ce que l'on savait déjà, mais aussi sur sa structure, ce qui jusqu'ici n'est pas admis aussi facilement.

Nous allons tout d'abord indiquer de quelle manière les auteurs les plus illustres ont compris l'influence exercée sur la moelle par les lésions périphériques. Nous montrerons ensuite en quoi ces théories nous paraissent incomplètes ou inadmissibles, et ce qui nous les a fait repousser, malgré l'autorité incontestable de ceux qui les ont émises et l'estime particulière que nous portons à plusieurs d'entre eux.

La découverte des paralysies réflexes est certainement un des plus beaux titres de gloire de Brown-Séquard et un des plus grands services qu'il ait rendus à la médecine pratique. C'est là un fait que nous ne saurions trop répéter, bien que précisément nous allions invoquer un mécanisme un peu différent pour la production des atrophies qui font l'objet de notre travail.

Le célèbre physiologiste américain[1] admet qu'il y a deux modes d'action réflexe par lesquels l'irritation d'un nerf sensitif peut être cause de la paraplégie.

1° La *contracture réflexe des vaisseaux sanguins*. — Une contraction des vaisseaux sanguins dans les trois points différents qui suivent, peut déterminer la paraplégie : *a* dans la moelle épinière ; *b* dans les nerfs moteurs ; *c* dans les muscles.

2° *Influence morbide réflexe sur la nutrition.* — Cette influence, démontrée par un grand nombre d'expériences sur les animaux et par des faits pathologiques de chaque jour, ne semble exister ordinairement que dans cette forme de paraplégie réflexe où les muscles deviennent rapidement et progressivement atrophiés et altérés.

On voit que Brown-Séquard a parfaitement constaté les phénomènes que nous étudions. Mais on conviendra qu'en disant que l'irritation d'un nerf sensitif peut causer une paralysie et une atrophie musculaires, par une influence morbide réflexe sur la nutrition, il ne donne pas, à proprement

[1] *Loc. cit.*, pag. 25.

parler, une explication du phénomène. Aussi attache-t-il une importance bien plus grande au premier mécanisme qu'il décrit, et c'est par lui qu'il explique presque toutes les paraplégies.

En effet, dans l'Introduction qui précède les *Leçons* de Brown-Séquard, M. Rouget nous dit : « Brown-Séquard a constaté la contraction des vaisseaux de la pie-mère, de la moelle dorso-lombaire, sur des cochons d'Inde, consécutivement à l'arrachement des capsules surrénales ou de la ligature du hile du rein. Aussi attribue-t-il un grand nombre de paraplégies à des contractures vasculaires dues à la réflexion, dans les nerfs vasculaires de la pie-mère, d'irritations dont le point de départ se trouve non-seulement dans les capsules, mais dans les reins, la vessie, l'utérus. Elles ont pour caractère de ne présenter aucune lésion anatomique de la moelle, et de guérir dans certains cas presque subitement. »

Nous reconnaissons que ces paraplégies existent et qu'elles sont peut-être même les plus nombreuses; mais il n'en est plus ainsi si l'on ajoute que «c'est aussi dans ces cas que l'on observe l'atrophie des muscles et l'abaissement de la température». Les faits ne nous permettent pas d'admettre cette manière de voir. Toutes les fois en effet qu'il y a eu atrophie musculaire, il y a eu lésion de la moelle épinière, et dans ces cas-là la température n'a pas été abaissée, ainsi que le témoignent les observations, et en particulier celles de M. Hayem. Il s'agit d'un homme de la salle Saint-Jean-de-Dieu, à la Charité, qui reçut pendant la Commune un éclat d'obus dans la jambe gauche. Deux ans après, M. Hayem a constaté des troubles trophiques très-prononcés, tels que : panaris ulcéreux, sueurs, hypertrophie des poils, atrophie de certains muscles de la cuisse. A cette époque, il existait en outre une élévation de la température, qui n'était jamais inférieure à 5°, et s'élevait d'ordinaire à 10°.

Comment, avec des troubles permanents, pouvons-nous croire à une contracture des vaisseaux de l'axe médullaire, quand nous savons que les phénomènes de contraction ne peuvent durer que peu de temps, après quoi survient la dilatation? On voit en même temps qu'il n'y a pas toujours abaissement de la température dans le muscle qui s'atrophie. C'est qu'en effet il n'y a pas là, nous le répétons à dessein, une diminution, mais un trouble dans la nutrition. (Voir Introduction aux Leçons de Brown-Séquard, pag. LXXII et suivantes.) Quant à l'absence de lésion médullaire, nous verrons que nos expériences et celles de M. Hayem sont tout à fait contraires à cette opinion.

Déjà M. Charcot, à propos des paraplégies urinaires, avait fait remarquer qu'il fallait, dans certains cas, admettre l'existence d'une myélite. (Voir *Mouvement Médical*, 1872, pag. 41-61.) Pour le Professeur d'anatomie pathologique de Paris, on peut placer les paraplégies urinaires dans trois groupes, suivant qu'il y a myélite, ou qu'il n'y a pas myélite, ou qu'enfin il y a une simple névrite des nerfs sacrés.

Dans le premier cas, la moelle peut ne présenter à l'œil nu aucune altération, mais au microscope on trouve des corps granuleux et d'autres signes de ramollissement. Un élève de Leyden, Tiesler (*Ueber Neuritis*, Kœnigsberg, 1869, pag. 25) applique un caustique sur le sciatique d'un lapin : il obtint la paraplégie des deux membres ; l'animal succomba, et on trouva deux foyers purulents, l'un au point où le caustique avait été appliqué, l'autre dans le canal vertébral, autour des racines du nerf. La moelle était en ce point ramollie et infiltrée de corps granuleux et de leucocytes ; là partie du nerf comprise entre les deux foyers paraissait parfaitement saine. Bien que cette expérience ne soit pas à l'abri de toute critique, M. Charcot, après avoir examiné les cas de Leyden et de Bénédikt, de Dumesnil, de Lallemand, de Graves, concluait à cette époque que des lésions irritatives occupant primitivement les parties périphériques peuvent retentir par l'intermédiaire des nerfs sur les parties centrales du système nerveux, et y déterminer un travail morbide.

Dans les cas où il n'y a pas myélite, c'est-à-dire ceux où l'on ne trouve pas de lésions dans la moelle, la paralysie n'est pas permanente ; elle guérit facilement, elle est réflexe, comme le dit Brown-Séquard. Mais M. Charcot préfère rapprocher ces faits des phénomènes d'arrêt. Il n'y aurait point en effet pour lui une action réflexe proprement dite, puisque l'excitation première du nerf sensitif, au lieu de se traduire par un mouvement des muscles, est suivie au contraire de paralysie.

On sait que M. Rouget a été le premier à donner la condition anato-

mique de la production de ces phénomènes d'arrêt. Pour lui, il suffit qu'il
y ait un ganglion nerveux sur le trajet du nerf qui est fortement ou longtemps excité. Ici nous pourrions considérer le groupe de cellules spinales
où va aboutir le nerf irrité comme représentant un véritable ganglion dont
les forces de tension peuvent être épuisées par une excitation périphérique.
L'expérience de Herzen nous paraît venir ajouter du crédit à cette manière
de voir.

Weir Mitchell paraît adopter cette opinion, dont il donne plusieurs
observations à l'appui : « Souvent, dit-il, au moment où elle est produite,
la blessure des nerfs cause un affaiblissement des contractions cardiaques ;
d'autres fois, elle frappe les centres émotionnels et l'appareil de l'idéation
(Obs. xviii, xix, xx, xxi, xxii), ou bien encore elle agit sur quelque groupe
limité de cellules motrices. Dans quelques circonstances, les accidents sont
temporaires ; dans d'autres, ils sont durables, ils constituent ce qu'on
appelle une *paralysie réflexe*, que je trouve plus convenable de désigner
sous le nom de *paralysie par irritation périphérique.* » Et il ajoute : « Nous
devons supposer que dans les cas d'irritation prolongée, l'excitation réflexe
vient agir sur un centre particulier *d'une façon inconnue*, mais qui a pour
résultat : ou bien de le faire entrer en activité et de produire de la douleur et des spasmes musculaires, ou bien d'éteindre son excitabilité et de
paralyser les muscles sous sa dépendance. »

Weir Mitchell fait donc une substitution de nom, qui peut avoir sa
raison d'être ; mais, à notre avis, il n'éclaircit pas du tout la question. Il
ne paraît pas connaître les conditions anatomiques nécessaires à la production du phénomène déjà indiqué par le professeur de Montpellier,
puisqu'il se contente d'un *mode d'action inconnu.* Il est vrai que nous ne
pouvons admettre une action d'arrêt pour des phénomènes permanents
comme ceux de l'atrophie ou de la contracture, pas plus que nous n'avons
admis une action réflexe.

Du reste, à propos de l'Observation x que nous lui avons empruntée,
il ne fait plus intervenir la moelle et propose une autre explication. Il
admet que, le nerf thoracique externe étant blessé, il se sera fait une névrite ascendante qui se sera arrêtée au plexus brachial, où elle se sera

communiquée aux autres troncs nerveux et sera devenue alors descendante. Le trajet tout à fait arbitraire qu'il fait suivre à la lésion ne nous paraît point admissible. Pourquoi donc l'inflammation du nerf ne serait-elle pas arrivée jusqu'aux racines médullaires ? Pourquoi donc ces troubles de nutrition, si analogues à ceux que nous voyons avec une lésion des cellules nerveuses centrales, se sont-ils localisés dans certains muscles innervés par des nerfs qui ne sont pas plus voisins du thoracique que le radial et le cubital, qui ont été respectés? Ce n'est pas là évidemment une simple question de voisinage et de contiguïté.

M. Vulpian, dans la Préface du livre de Weir Mitchell, aborde aussi l'influence du système nerveux sur la nutrition en général, et dans le cas particulier qui nous occupe.

Pas plus que Weir Mitchell, Vulpian n'admet pas que la lésion des nerfs vaso-moteurs ou des nerfs trophiques de Samuel puisse expliquer les troubles de nutrition. «Si, dit-il, l'atrophie musculaire était due à la lésion des vaso-moteurs dans la section d'un nerf mixte, il y aurait paralysie des fibres vasculaires et dilatation des vaisseaux.» Or, dans la section du sympathique, où l'on observe ces phénomènes, on ne voit jamais l'atrophie musculaire. L'atrophie devrait du reste être plus considérable quand la section du nerf serait faite plus loin de la moelle, car dans ce trajet il reçoit de nombreuses anastomoses du grand sympathique contenant, d'après cette théorie, des fibres vaso-motrices qui seraient alors lésées. Or, Vulpian, en sectionnant le facial au niveau du quatrième ventricule, a eu une atrophie musculaire aussi rapide que si la section eût porté au niveau du masséter. Dans ces conditions, le savant Professeur de médecine expérimentale se demande si l'atrophie musculaire est produite par un affaiblissement ou par une exaltation de l'influence nerveuse ?

Il n'admet pas qu'il y ait une irritation quand on sectionne un nerf mixte. Mais précisément les travaux de Charcot, vérifiés par Ranvier, ont prouvé que dans les cas de dégénérescence du bout périphérique il y avait d'abord gonflement et prolifération du noyau du cylindre nerveux inter-annulaire, en même temps que la myéline se dissout et que le cylindraxe se segmente.

Nous retrouvons ces mêmes caractères d'inflammation chronique dans le muscle, puisque nous y voyons une prolifération des noyaux du sarco-lemme. S'il n'y a pas de surexcitation fonctionnelle, il y a un trouble de nutrition. Nous ne pouvons donc nous contenter de l'abolition de l'influence trophique, qu'invoque M. Vulpian, mais nous serons complétement de son avis quand, à propos des atrophies réflexes, il pense, contrairement à Weir Mitchell, qu'il n'y a pas propagation de la lésion aux troncs nerveux voi-sins, mais à la substance grise de la moelle. C'est là enfin l'explication proposée déjà par M. Charcot.

Dans la section d'un nerf mixte, il y a en effet deux choses à considérer : une première action, que nous appelons directe, et qui est pour ainsi dire fatale et nécessaire. Elle consiste en l'anesthésie, la paralysie et l'atrophie des parties innervées par ce nerf. La deuxième action, qui est au contraire contagieuse et même très-difficile à obtenir expérimentalement, comprend des phénomènes qui se montrent à une certaine distance des parties in-nervées par le nerf. Tels sont le tétanos, l'épilepsie des cobayes de Brown-Séquard, l'atrophie des muscles d'un autre membre ou situés au-dessus de la lésion.

La zone épileptogène, la généralisation des contractures du tétanos mon-trent bien que la moelle a été influencée par la lésion primitive. Nous pou-vons encore rapprocher des faits d'atrophie musculaire que nous avons rapportés, d'autres cas où la différence de la lésion d'un nerf à la moelle ne peut être contestée.

Gueniot (*Journal de la Physiologie*, 1861) a vu que les amputés de cuisse avaient très-souvent une incontinence d'urine.

M. Charcot nous a donné la relation du fait suivant, qui nous paraît tout à fait démonstratif.

Un homme amputé de la cuisse gauche depuis longues années, ressentit dans le courant du mois de mars dernier des douleurs et des contractures dans son moignon. Ces phénomènes, qui à la suite de fatigues ou d'autres causes s'étaient montrés d'autres fois, devinrent bientôt plus accusés. Les douleurs arrivèrent à la région lombaire du même côté, et y restèrent loca-lisées un ou deux jours; puis elles s'irradièrent en ceinture. En même temps, il eut des engourdissements et des fourmillements dans la jambe et le pied droit, qui lui restaient, et au bout de trois ou quatre jours, une paralysie complète de tout le membre et de la vessie. La sensibilité était peu modifiée : c'était surtout la flaccidité du membre qui prédominait. Après quelques jours, la paralysie disparut complétement sous l'influence de révulsifs appliqués sur la colonne vertébrale.

On voit ici nettement la marche et la propagation de la lésion, qui n'a pas atteint assez profondément les cellules des cornes antérieures pour amener des troubles trophiques, mais qui n'en est pas moins arrivée jusqu'à la moelle.

Voyons maintenant en quoi consiste l'altération qui occupe le nerf lésé et la moelle.

Au point de vue clinique, nous n'avons que l'autopsie rapportée par Dumesnil il y a déjà quelques années, mais qui n'en est pas moins pleine d'intérêt.

On y voit en effet, dans le nerf lésé, une névrite chronique nettement caractérisée par l'atrophie et la disparition de la plupart des tubes, en même temps que le tissu conjonctif interstitiel les remplaçait en s'hypertrophiant.

Nous retrouvons dans la moelle l'altération caractéristique des cornes antérieures. Les cellules en sont ratatinées, moins nombreuses qu'à l'état normal. Les capillaires sont dilatés et variqueux, de nombreux corps granuleux se rencontrent autour. L'altération est surtout marquée à la lésion lombaire.

C'est donc bien l'altération des cellules que nous avons déjà si souvent rencontrées, qui, ici, était la cause de l'atrophie musculaire. Il est aussi bien évident que cette lésion des cellules était consécutive à la contusion du sciatique ; mais on ne peut pas aussi nettement saisir, sur un processus déjà ancien, comment l'altération s'était propagée à la moelle, et nous manquons d'autres observations cliniques.

La pathologie expérimentale viendra dans ce cas à notre aide ; mais, ici encore, il y a des difficultés.

On n'ignore pas qu'il n'est pas facile de produire ces névrites expérimentales chez les animaux.

C'est un fait que tous les physiologistes s'accordent à reconnaître. En sectionnant un nerf mixte, on n'en voit presque jamais le bout central altéré à une certaine distance du point lésé. On a essayé de tordre, de lier, de contusionner les nerfs, et le plus souvent on n'a pas été plus heureux. Cependant Weir Mitchell affirme avoir obtenu dans ce cas une névrite caractérisée par la multiplication des éléments conjonctifs et la fragmentation de la myéline, avec prolifération des noyaux des tubes nerveux dont le cylindraxe a disparu.

La moelle des animaux résiste presque autant à l'inflammation que les nerfs, ou bien il se forme du pus, et l'animal succombe : ainsi, on peut piquer la moelle des cobayes avec une aiguille trempée d'acide acétique sans amener ni paralysie, ni anesthésie, ni douleur. Vulpian, enlevant une étendue de 1 cent. et demi de la moelle d'un cobaye, n'a eu ni dégénérescence musculaire ni atrophie secondaire. Brown-Séquard a été plus heureux sur un cochon d'Inde qu'il a présenté à la Société de Biologie le 18 décembre 1869. Il lui avait sectionné la moelle, et il a vu peu de jours après survenir une atrophie des membres postérieurs, ainsi que des eschares. Les points gangréneux occupaient le même siége d'élection que chez l'homme atteint de myélite, c'est-à-dire le pourtour de l'anus, les saillies des trochanters. Or, ici on ne peut invoquer ni la compression ni la souillure par les matières fécales. L'autopsie et l'examen microscopique ont été pratiqués par M. Pierret, qui a constaté, avec la disparition des cellules des cornes antérieures, une myélite caractérisée par les cellules araignées et les corps granuleux. Il y avait aussi une névrite parenchymateuse descendante, ainsi que de la myosite et de la dégénérescence musculaire.

On peut donc, avec bon droit, comparer dans ces cas ce que l'on observe chez les animaux avec ce qui se passe chez l'homme.

Déjà M. Hayem (*Arch. de Physiol.*, 1869, pag. 504) avait obtenu des myélites partielles par l'arrachement du sciatique chez les lapins. A part l'atrophie générale de la moitié correspondante de la moelle, on trouve les cellules des cornes antérieures atrophiées, quelques-unes sont ratatinées, plissées ; quelques noyaux sont petits, ou même ont disparu ; une substance amorphe, fortement colorée par le carmin, remplit certaines cellules ;

mais il n'y a pas de multiplication des éléments de la névroglie autour des cellules altérées, ce qui prouve bien que ce n'est pas par le tissu conjonctif que la lésion s'est transmise aux cellules. Nous assistons ici aux premières phases de l'altération : le processus, qui a eu comme point de départ les tubes nerveux lésés, s'est étendu jusqu'aux groupes cellulaires de la substance grise , mais l'irritation ne s'est pas encore propagée aux éléments conjonctifs voisins. Cette lésion n'est point complétement analogue à celle que Vulpian et Dickinson ont rencontrée chez les amputés. Elle s'en rapproche cependant dans certains cas où précisément il pouvait y avoir eu une irritation partie du moignon, car Dickinson a trouvé parfois le nerf sciatique sclérosé et altéré, et Vulpian a cru trouver les cellules du groupe latéral interne moins nombreuses et atrophiées. (Vulpian ; *Arch. de Physiol.*, 1869, pag. 221.)

Dans ces faits, il y avait donc eu une névrite ascendante que nous pouvons reproduire chez les animaux. Il nous a paru que si les expérimentateurs n'étaient pas arrivés à des résultats plus constants, c'était parce qu'ils ne se plaçaient pas dans les conditions les plus favorables à la production de l'altération ; qu'en un mot, ils n'imitaient pas la nature.

Que voyons-nous en effet dans les exemples où nous rencontrons des dégénérescences éloignées de la moelle, par lésion d'un nerf périphérique ? S'il y a une irritation continuelle partant de ce point, c'est que la blessure n'a pas été nette, ou que la cicatrice est vicieuse. Au lieu donc de sectionner simplement un nerf et de l'abandonner ensuite à lui-même, nous avons voulu faire partir d'un point quelconque de son trajet une irritation continue. Mais la réalisation de cette idée n'est point aussi facile qu'elle paraît au premier abord, et nous avons dû y renoncer pour une foule de raisons qu'il serait trop long d'exposer ici. Nous nous sommes contenté d'irritations interrompues mais répétées, et si nous ne sommes pas arrivé complétement au but que nous désirions, nous croyons que néanmoins c'est dans cette voie qu'il faut chercher. La méthode générale consiste à faire arriver à l'axe gris des excitations vives, successives et prolongées, de manière à troubler la nutrition des éléments nerveux, qui fonctionnent ainsi d'une manière anormale. Nous avons d'abord essayé de faire passer un courant électrique

dans l'épaisseur du sciatique du cobaye ; mais la ténuité du nerf et les imperfections de notre appareil nous ont forcé à y renoncer. Nous nous sommes contenté simplement d'irritations mécaniques. Voici comment nous avons procédé dans le laboratoire de M. Charcot.

Le 11 juin 1875, nous prenons un cobaye mâle, vigoureux, et nous mettons à découvert son grand nerf sciatique droit au pli poplité. Nous le saisissons avec de petites pinces trempées dans l'acide acétique, et nous le tordons entre les mors pendant quelques secondes. L'animal pousse des cris de douleur et se débat violemment toutes les fois que l'on pince le nerf, ce que nous répétons toutes les quatre ou cinq minutes pendant une heure environ. Nous avons pris la circonférence des deux membres inférieurs au même niveau ; elle est égale à 6 centim. La plaie est bourrée de coton pour que l'adhésion ne se produise pas.

On renouvelle l'expérience le lendemain et les jours suivants, le dimanche excepté, tantôt avec de l'acide acétique, tantôt avec la pince seulement.

Le 14 juin, le point précédemment excité est devenu à peu près insensible ; on porte l'irritation immédiatement au-dessus. Nous avons été obligé de remonter aussi le long du sciatique à mesure que le bout central devenait insensible. La suppuration s'était emparée de la plaie, et la section du nerf s'était opérée le 15 juin, et en même temps il y a eu paralysie et anesthésie complètes de ce côté. A partir du 20 juin, on provoque des attaques épileptiformes toutes les fois qu'on excite le nerf; mais la zone épileptogène de Brown-Séquard n'est pas très-sensible.

L'atrophie du membre droit est assez marquée, mais on n'aperçoit rien du côté gauche.

On termine l'expérience le 12 juillet; l'examen à l'état frais permet de constater une myélite assez marquée à la région lombaire. On trouve des cellules araignées et des corps granuleux. Le bout central du sciatique est congestionné, le tissu conjonctif est hypertrophié, mais au contraire plusieurs tubes nerveux sont dégénérés. On ne remarque pas d'altération dans les muscles du côté gauche; ceux de droite sont dégénérés.

Nous espérions pouvoir donner des résultats plus précis : nous avons placé la moelle, les nerfs sciatiques et les muscles des membres inférieurs, d'abord dans le liquide de Müller, puis dans l'acide chromique ; mais le durcissement n'est pas encore suffisant pour faire des coupes. Nous avons du reste l'intention de poursuivre ces recherches, que nous ferons connaître plus tard; nous avons dû donner les résultats tels qu'ils étaient. Quoique n'ayant pas obtenu une véritable atrophie musculaire du côté opposé, nous n'en sommes pas moins certain cependant que la lésion s'était déjà propagée à la moelle. Nous sommes persuadé que si le temps nous l'eût permis, nous aurions constaté les altérations de la substance grise.

Deux autres cobayes femelles de quatre mois ont été soumis, du 15 juin au 14 juillet, aux mêmes irritations du sciatique avec la pince. Chez ces animaux plus jeunes, nous avons obtenu des accès épileptiformes bien plus rapidement, et chez un (n° 3), une zone épileptogène très-nette. Le n° 2 a présenté le 28 juin une ulcération du doigt externe du membre opéré. Malgré tous les soins, un petit phlegmon s'est formé, mais il n'a pas entraîné la mort de l'animal, qui a été tué par le bulbe le 14 juillet, ainsi que le n° 3. Nous retrouvons chez tous les deux les mêmes altérations que chez le premier cobaye, la myélite paraît même plus marquée.

Pendant que nous avions entrepris ces expériences, M. Hayem, dont les obligeants conseils nous ont été si souvent utiles, nous avait averti que lui-même avait obtenu déjà des myélites par la simple cautérisation du nerf sciatique chez les cobayes. Ces expériences sont antérieures aux nôtres de quelques semaines, et l'examen après durcissement a pu être fait. M. Hayem en a communiqué le résultat à la séance de Biologie du 10 juillet. Elles ne laissent aucun doute sur la possibilité de lésions médullaires consécutives à une irritation d'un nerf périphérique. Les expériences ont été faites chez des lapins et des cochons d'Inde, et, ainsi que les nôtres, dans le laboratoire de M. Charcot, et nous avons pu voir les préparations qui s'y rapportaient. On voit que l'inflammation, plus marquée à la périphérie, au niveau de l'insertion des racines, s'est propagée jusqu'à la substance grise qui est congestionnée, avec des vaisseaux à parois granuleuses. Le côté

11

opposé au nerf sciatique irrité est aussi atteint, mais ordinairement moins profondément. Dans la partie centrale du nerf et dans la substance blanche, les tubes de myéline renferment des blocs granuleux, les cylindraxe sont aussi inégaux et irréguliers, tuméfiés en certains points, et granuleux. Les groupes cellulaires des cornes de la substance grise n'ont pas disparu, mais ils sont moins nets ; les prolongements des cellules sont plus difficiles à suivre, et entre eux la névroglie est hypertrophiée.

L'étude des nerfs et des muscles atrophiés auxquels ils se rendent, doit maintenant nous occuper. Nous n'y insisterons pas longuement parce que nous avons eu occasion d'y toucher dans plusieurs parties de notre travail, et qu'il n'y a là rien de spécial aux atrophies secondaires que nous étudions. Ordinairement, on trouve dans le nerf les mêmes lésions que celles qui sont étudiées et connues depuis l'expérience de Waller. Elles consistent en une atrophie ou en une disparition d'un certain nombre de cylindraxes qui subissent auparavant, la dégénérescence granulo-graisseuse. Nous avons pu voir cette disparition très-marquée des cylindres dans le phrénique d'une femme de la Salpêtrière, atteinte d'une atrophie musculaire progressive protopathique.

M. Pierret a eu occasion d'examiner cette altération dans ses premières périodes (Archiv. de Phys., 1874), chez un lapin qui avait la moelle comprimée par une saillie vertébrale ayant provoqué une myélite; il a vu les nerfs émanés de ce point présenter, à côté de tubes nerveux sains, d'autres remplis de noyaux à l'intérieur de la gaîne de Schwam. Une petite masse de protoplasma entourait ordinairement les noyaux, des blocs de myéline et des globules graisseux occupaient l'épaisseur du tube ; le cylindredaxe avait disparu.

Ces lésions avaient déjà été constatées chez le cochon d'Inde de Brown-Séquard, qui avait une myélite expérimentale ; elles ont été analogues chez une femme atteinte de tumeur blanche sous-occipitale.

Dans les muscles on a aussi, dans tous les cas, observé un processus comparable à celui que l'on a constaté dans les nerfs. Au milieu de fibres saines ou ayant subi une légère diminution de leur volume, de distance à distance on voit d'autres faisceaux striés renfermant des amas de noyaux, sous le sarcolemme; enfin, certaines ont perdu leur structure et présentent à divers degrés les caractères de la dégénérescence granulo-graisseuse. Tantôt ce sont ces dernières fibres qui prédominent ; tantôt le deuxième groupe, selon que le processus est plus ou moins avancé, ce qui amène quelques divergences parmi les anatomo-pathologistes. Pour nous, ces aspects divers ne sont que des périodes successives du processus. On peut, en outre, rencontrer le tissu conjonctif intra-musculaire hypertrophié.

Cette altération est-elle purement passive, comme nous avons vu que le pensait M. Vulpian ? Devons-nous invoquer simplement l'abolition d'une *influence trophique*? Les faits nous paraissent exiger une autre explication. La première phase de la lésion est caractérisée, soit dans le nerf, soit dans le muscle, par une prolifération des noyaux de la gaîne de Schwann et du sarcolemme. C'est là le propre caractère d'une inflammation. Comment celle-ci se transmet-elle du nerf au muscle ? Est-ce par la plaque nerveuse terminale; est-ce par la gaîne de Schwann, qui, comme on le sait, s'arrête au moment où le cylindraxe pénètre sous le sarcolemme ? Nous ne saurions le dire encore. Dans tous les cas, cette transmission paraît se faire rapidement, vu que la lésion musculaire est déjà nette deux ou trois semaines après l'invasion des cellules nerveuses centrales. C'est donc là un processus particulier qui n'est ni une inflammation simple ni un résultat de l'inertie, comme le prouve l'examen direct.

TRAITEMENT.

Nous avons hésité un moment à entreprendre le traitement de l'affection que nous étudions, car nous serons forcément incomplet sur ce point. Nous ne pouvons en effet que donner des indications très-vagues et très-générales sur un processus pathologique qui nous est encore assez mal connu. Nous allons du moins essayer, pour que l'on ne puisse pas nous reprocher de négliger le but essentiel de la médecine, c'est-à-dire la guérison du malade.

Les indications qui se présentent sont de plusieurs ordres, ainsi que les moyens propres à les remplir.

L'indication capitale est évidemment celle qui se tire de la cause, quand on peut agir sur elle ; mais dans le cas particulier que nous étudions, comment agir sur une sclérose des cordons postérieurs, ou sur un ramollissement cérébral, ou sur la contusion d'un tronc nerveux ? Tout au plus, dans ce dernier cas, pourrait-on songer à la névrotomie, et nous avouons que cette opération ne nous paraît point applicable dans une foule de cas.

Aussi le plus souvent se contente-t-on d'atteindre, soit la lésion secondaire, soit les symptômes consécutifs. (Voir Émile Bertin ; *Pathologie de la moelle*, in *Dictionn. encyclopédique*.)

L'altération des cellules des cornes antérieures nous paraît s'accompagner presque toujours de congestion, comme l'indique l'état des vaisseaux que nous avons signalé. Nous savons que Brown-Séquard diminue la congestion, surtout avec l'ergot de seigle et la belladone ; s'il veut au contraire amener une hyperhémie, il s'adresse à la strychnine, au phosphore, à l'ammoniaque.

Les douches, les frictions, les bains de mer et les thermes excitants agissent dans le même sens. Les expériences de Bonnefin ont démontré que les courants électriques n'agissent que faiblement jusqu'à la moelle. Nous devons faire remarquer deux choses avant de continuer cette énumération : c'est que d'abord tous les praticiens sont loin d'être d'accord sur la manière dont agissent ces agents médicamenteux, et qu'en outre, l'anatomie pathologique n'a pas encore démontré d'une façon irréfutable la réalité de l'état morbide contre lequel on les emploie. M. Charcot, dans les cas de sclérose, obtient d'assez bons résultats avec le nitrate d'argent. Nous avons vu aussi les eaux de Balaruc amener des améliorations marquées chez des ataxiques ; ce sont là des faits qui doivent encourager, bien que les résultats ne soient pas très-précis.

Il ne nous reste plus qu'à traiter les symptômes ou la conséquence de la lésion. Mais encore ici on ne peut guère espérer que pallier et retarder les conséquences funestes de l'atrophie musculaire. On a écrit des volumes entiers sur le traitement des maladies par l'électricité ; nous ne pouvons

— 85 —

donc pas ici espérer traiter cette question d'une manière complète. Nous devons nous borner à conseiller ce que l'expérience a appris sur ce sujet. Les courants faradiques sont encore les meilleurs excitants de la nutrition musculaire ; on devra donc s'y adresser, d'après les formules données par Duchenne (de Boulogne). Quant aux courants continus, que Bernheim conseille pour agir sur la moelle et que MM. Legros et Onimus ont plus spécialement étudiés, ils n'ont pas donné des résultats plus favorables que les autres moyens mis en usage. Il reste donc encore une foule de lacunes à ce sujet, et nous ne pouvons, sans vouloir présager de l'avenir, donner des résultats plus précis, alors que sur ce point la science est à peine ébauchée.

CONCLUSIONS.

En présence des faits que nous venons d'étudier, la pathologie du système nerveux doit nous apparaître sous un aspect différent de celui sous lequel on a l'habitude de l'envisager.

Chaque région de la moelle du cerveau, chaque nerf peut être lésé isolément et donner lieu à une symptomatologie simple et constante; c'est que, dans ces cas, l'altération reste limitée.

Dans d'autres faits, au contraire, la lésion primitive se propage à d'autres parties du système, et on a alors des phénomènes symptomatiques qui se rattachent à l'altération de ces régions plus ou moins éloignées, qui se mêlent et se compliquent les uns les autres. Cette complexité est surtout frappante dans les cas où apparaît l'atrophie musculaire, que nous avons eue surtout en vue dans ce travail.

Ce phénomène nous a permis d'étudier, d'une manière plus précise qu'on ne l'avait fait jusqu'à aujourd'hui, la diffusion des lésions du système nerveux.

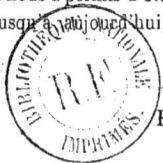

FIN.